치과의사의 반란,
임플란트 위험하다

치과의사의 반란,
임플란트 위험하다

지은이 | 최병호

초판 1쇄 발행 | 2015년 10월 10일

펴낸이 | 신난향
편집위원 | 박영배
펴낸곳 | (주)맥스교육(맥스미디어)
출판등록 | 2011년 08월 17일(제321-2011-000157호)
주소 | 서울특별시 서초구 논현로 83 삼호물산빌딩 A동 4층
전화 | 02-589-5133(대표전화)   팩스 | 02-589-5088
홈페이지 | www.maksmedia.co.kr

기획 · 편집 | 송지현 조현주 허현정
디자인 | 이경미 김세은
영업 · 마케팅 | 홍동화 배수미 황혜지
경영지원팀 | 장주열
인쇄 | 삼보아트

ISBN 979-11-5571-340-2 13510
정가 15,000원

* 이 책의 내용을 일부 또는 전부를 재사용하려면 반드시 (주)맥스교육(맥스미디어)의
  동의를 얻어야 합니다.

* 이 도서의 국립중앙도서관 출판예정도서목록(CIP)은 서지정보유통지원시스템
  홈페이지(http://seoji.nl.go.kr)와 국가자료공동목록시스템(http://www.nl.go.kr/kolisnet)에서
  이용하실 수 있습니다.(CIP제어번호: CIP2015025903)

* 잘못된 책은 바꾸어 드립니다.

치과의사의
반란

임플란트
위험하다

최병호 지음

맥스*media*

프롤로그

임플란트,
피할 수 없다면 건강하게 하자.

임플란트는 치아의 뿌리에 해당하는
타이타늄 금속체를 치아가 빠진 부위의 잇몸 뼈에
직접 심어 치아를 만드는 방법이다.

  이 나사 형태의 타이타늄 금속체는 정형외과 분야에서 부러진 뼈를 고정시키기 위해 일반적으로 사용되고 있는 재료다. 치과에서는 나사못 형태의 타이타늄 금속체를 치아의 뿌리용으로 이용한다.
  임플란트는 하루아침에 생겨난 방법이 아니다. 19세기 말, 금으로 만든 인공치아를 만들어 턱뼈에 심었으나 뼈가 녹아버렸다. 그 후 백금, 납, 코발트-크롬-몰리브덴 합금 등 여러 종류의 재료로 인공치아를 만들어 턱뼈에 심었지만 하나같이 몸이 거부반응을 보였다.

임플란트의 신기원을 연 건 스웨덴 예테보리 대학교의 브레네막 교수였다. 그는 턱뼈 속에서 오랫동안 튼튼하게 유지될 수 있는 재료가 바로 타이타늄이라는 걸 발견한 사람이었다. 어느 날 브레네막 교수는 동물실험 중에 타이타늄으로 만든 작은 수술가위를 실수로 동물의 체내에 두고 봉합해버렸다. 몇 개월 후 이 사실을 알게 되었고, 그는 수술을 통해 다시 가위를 꺼내려고 했다. 하지만 그 가위는 단단하게 뼈와 유착되어 떨어지지 않았다. 그 후 그는 타이타늄으로 임플란트를 만들어 10여 년 간의 실험을 거쳐 1977년 그 결과를 발표했다. 이때부터 진정한 의미에서의 임플란트가 치과에서 사용되었고, 이후 브레네막 교수는 '임플란트의 아버지'와도 같은 존재가 되었다.

임플란트가 사용되기 시작하면서 치과에는 많은 변화가 생겼다. 임플란트가 사용되기 전에는 치아가 하나 빠지면 인접해 있는 멀쩡한 자연치아 두 개를 삭제하여 브리지를 만들었다. 삭제된 치아는 수명이 짧았다. 그래서 몇 년 후 삭제된 치아가 망가지면 또 다른 멀쩡한 자연치아를 삭제하여 더 긴 브리지를 만들어야만 했다. 다시 말해 시간이 지남에 따라 치아들이 도미노처럼 차례대로 손상될 수밖에 없었던 것이다. 하지만 임플란트가 사용되면서 인접해 있는 건강한 자연치아를 손상시키지 않고 치아를 만들 수 있게 되었다.

또한 임플란트가 사용되기 전에는 여러 개의 치아가 빠졌을 때 부분 틀니를 해야만 했고 치아가 모두 빠진 경우 전체 틀니를 했다.

틀니를 사용해야 한다는 사실 자체가 사용자에게 심리적인 충격을 주고, 일상생활에서의 불편함도 만만치 않았다. 틀니의 이물감은 견디기 어려웠고, 틀니의 유지력이 약해 쉽게 움직여 제 위치에서 이탈하기도 했다. 이러한 움직임 때문에 잇몸이 아프고, 특히 전체 틀니를 한 경우에는 얼굴 모습까지 달라져 외형적 상실감이나 자신감을 잃으면서 정신적인 고통까지 가중되었다. 임플란트는 환자들의 이러한 고민을 해결해줌으로써 고통을 경감시키고 삶의 질을 높였다. 그러나 임플란트 수술이 보편화되면서 임플란트로 인한 위험이 임플란트 수요와 더불어 증가하고 있다.

치과의사 배상책임 보험사인 현대해상 자료에 의하면 2015년 1월 1일부터 5월 31일까지 접수된 총 495건의 분쟁 중 임플란트 수술로 인한 신경 손상이 96건(19.4퍼센트)으로 가장 많았다.

물론 이 숫자는 한 보험회사에서 확인된 사고에 한한 수치다. 타 보험회사의 사고 건수와 자료로 확인되지 않은 분쟁까지 고려한다면 대한민국에서 임플란트 수술 관련 신경 손상으로 인한 의료분쟁이 매년 약 500건 이상 일어나고 있는 것으로 추정된다. 또한 임플란트 수술 환자 5명 중 1명꼴로 임플란트 주위에 잇몸병(임플란트 주위염)이 발생하여 재수술을 한다는 조사결과가 발표되었다. 임플란트 주위 잇몸에 염증이 생겨 임플란트를 다시 뺄 수도, 그렇다고 새로운 걸 박아 넣을 수도 없어 고민하는 사람들이 많다는 이야기다. 임플란트 주위염이 발생하면 일반 풍치(치주염)와 비슷한 증상이 나타난다. 잇몸이 점점 붓게 되고 염증으로 인해 잇몸뼈가 소실되기도 한다. 염증이 심할 경우 임플란트가 흔들리는 현상이 일어나며, 이런 경우 힘들게 심은 임플란트를 제거하고, 새로 임플란트를 심는 재수술을 받아야 한다.

이러한 현상은 비단 대한민국에 국한된 것이 아니다. 미국 뉴욕 알베르트 아인슈타인 대학교 바틀링 교수는 자신의 병원에서 아래턱뼈에 임플란트를 심은 환자 94명을 대상으로 평가한 논문에 "10명 중 약 1명꼴로 신경 손상이 있었다"라고 발표했다. 또한 임플란트 분야에 있어서 세계적인 석학인 미국 템플 대학교 미쉬 교수는 2010년 발표한 그의 논문에서, 임플란트 시술로 인한 신경 손상 발생에 대한 높은 위험성을 지적하면서 이를 위한 대책으로 구강 내 장치의 사용을 권장했다.

임플란트로 인한 신경 손상 위험성은 최근에 일어나는 현상이 아니었다. 과거로 가 보면 그 위험은 더 높았다. 1993년 캐나다 벤구버 브리티시 컬럼비아 대학교 엘리스 교수는 "캐나다와 호주에서 아래턱뼈에 임플란트를 수술 받는 환자 10명 중 3~4명꼴로 신경 손상이 나타났으며, 이들 중 1명은 영구적인 신경 손상을 입었다"며, 아래턱뼈에 임플란트를 심을 때 신경 손상 위험성이 매우 높음을 경고했다.

임플란트 주위에 발생하는 잇몸병은 대한민국에서보다 외국에서 더 높은 빈도로 발생되었다. 2008년 열린 제6차 유럽치주학회에서 스웨덴의 린데 교수는 임플란트 수술 환자 중 28~56퍼센트에서 임플란트 주위에 잇몸병이 발생한다고 발표했다. 2012년 스위스 제네바 대학교 몸벨리 교수 역시 "임플란트 수술 환자 5명 중 1명꼴로 임플란트 주위에 잇몸병이 발생한다"고 연구 논문에서 밝혔다. 이것은 대한민국에서 발표된 임플란트 주위 잇몸병 발생률과 비슷한 결과다. 이러한 발표들을 한마디로 요약하면, '임플란트는 심었다고 해서 끝난 게 아니다'라는 것이다.

새로운 문제는 새로운 방식으로 풀어야 한다.

우리는 병을 앓기보다 건강하게 삶을 살기를 바란다. 노인들이 두려워하는 일 가운데 하나는 장차 병들어 간병 받는 처지에 놓이는 것이다. 그중에서도 자리 깔고 몸져눕는 상황을 가장 염려한다. 마찬가지로 임플란트를 하고 나서 가장 힘든 일은 임플란트가 잘못되어 치료를 위해 계속 병원문을 두드려야 하는 것이다. 그렇다고 해서 불편하기만 한 틀니를 고집할 수도 없다. 결국 새로운 문제를 새로운 방식으로 풀 수밖에 없는 것이다.

많은 사람들이 임플란트 수술로 인해
고통을 받지 않고 건강한 임플란트를
오래 사용하도록 하는 것이 나의 바람이자 꿈이다.
또한 이 책을 쓴 이유이기도 하다.

왜 임플란트를 심고 나서 고생하는 사람들이 늘고 있을까?
가장 큰 이유는 치과의사들이 오랜 세월 동안 쌓아 온 잘못된 믿음 탓이다. 잘못된 믿음은 진보를 가로막는 가장 큰 장애물이다. 어떤 것에 대한 믿음이 아주 강하면 그것이 잘못되었다는 증거나 물증이 아무리 많아도 그 믿음을 단념시키기란 무척이나 힘들다.
대부분의 치과의사들은 임플란트에 대한 고정관념을 갖고 있다. 전통적인 방법으로 잇몸을 절개하고 잇몸뼈를 노출시키고 뼈를 눈으로 보면서 손의 감각만으로 임플란트를 심어야 한다는 믿음이 그것이다. 이러한 믿음이 더 큰 문제를 만들고 있음을 인식하지 못한 채 말이다. 물론 예전에는 그것이 유일한 방법이었다. 하지만 이제는 다르다.

감각보다 더 정확한 기구가 있다.
뼈를 노출시키지 않아도 볼 수 있는 장비가 있다.
상처를 내지 않고 신경을 보호하면서
정확하게 심을 수 있는 기술이 있다.

그러나 이러한 새로운 기구와 기술이 개발되어도 치과의사들의 의식이 바뀌지 않는다면 무용지물이다. 이런 의식의 변화가 절실하게 느껴진 적이 있었다. 어떤 치과의사의 요청으로 디지털 시스템으로 '구강 내 장치'를 만들어서 수술하도록 준비를 해준 적이 있다. '구강 내 장치'는 잇몸을 절개하지 않고 임플란트를 심을 수 있도록 도와주는 도구다. 그러나 그 치과의사는 뼈를 보지 않고 하는 임플란트 수술은 믿음이 가지 않는다며 환자를 위해 준비해 간 '구강 내 장치'를 외면했다. 그리고 자신이 오랫동안 해왔던 방식대로 환자의 잇몸에 큰 상처를 내고 뼈를 노출시키고 피를 흘리게 하면서 임플란트를 심었다. 이런 일은 한 사람의 치과의사에 국한된 것이 아니다. 이러한 의식이 의료계 전반에 만연해 있다는 건 안타까운 일이 아닐 수 없다.

아무리 간단한 수술이라도 인체의 일부를 메스로 절개하게 되면 우리 몸의 혈관과 신경조직, 세포조직을 자르게 된다. 이는 혈류 공급을 방해해 면역력을 약하게 하기 때문에 수술 후 임플란트 주위에 염증이 유발될 위험이 높다.

한번 손상된 조직은 원상태로 결코 회복되지 않는다. 몸의 골격이 완벽하게 동일한 사람도 존재하지 않는다. A라는 환자의 수술이 성공해도 B라는 환자의 수술까지 성공한다고 보장할 수는 없다는 것이다. 이러한 불확실함 속에서 한 명의 환자라도 고통 받지 않고, 성공률이 높은 수술법이 있다면 당연히 그것이 환자에게 사용되어야 한다.

잇몸 절개 없는 임플란트가 답이다.

상처가 크면 그로 인한 문제가 생길 가능성이 커진다. 그렇다면 상처를 만들지 않으면 된다. 아주 단순한 명제다. 하지만 임플란트를 심기 위해서는 어쩔 수 없이 상처를 만들어야 한다. 방법은 딱 한 가지뿐이다. **바로 최소한의 상처를 만들면서 임플란트를 심는 것이다.** 그렇게 되면 혈류 부족을 만들지 않기 때문에 임플란트로 인한 부작용이 최소가 된다. 수술로 인한 상처가 너무 작아 상처가 보이지도 않게 심는 것이 바로 내가 이 책을 통해 말하고자 하는 잇몸 절개 없는 임플란트다.

25년 전 나는 독일에서 유학생활을 하면서 세계 최고의 임플란트 수술법을 배웠다. 특히 독일의 프라이부르크 대학교는 세계 최고의 임플란트인 스트로우만 임플란트가 만들어진 곳이다. 독일 유학생활을 마치고 선택한 길은 잇몸을 절개하지 않고 정확하게 임플란트

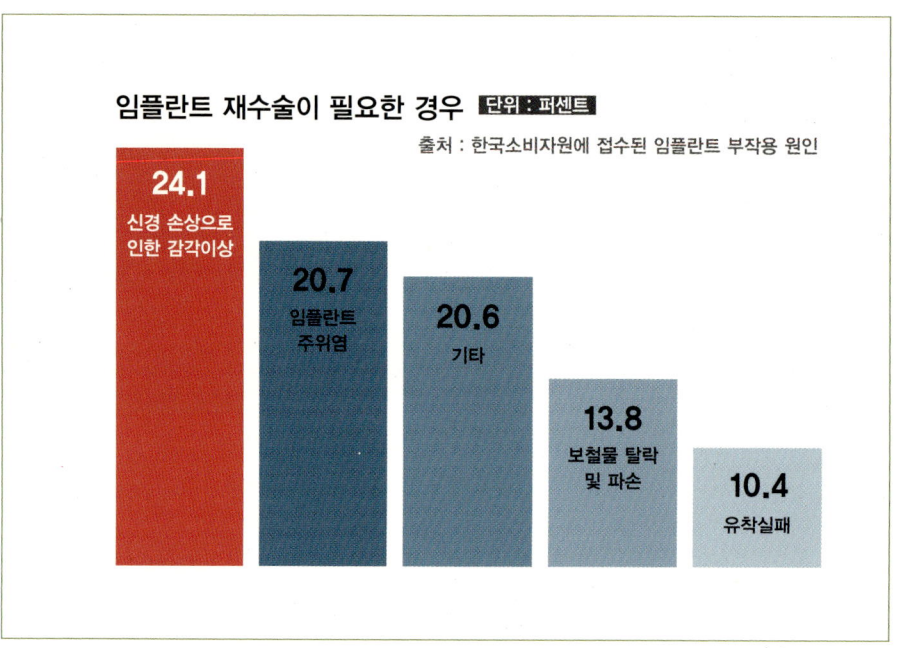

를 심을 수 있는 방법을 찾아가는 과정이었다. 10년 이상 잇몸 절개 없는 임플란트에 대한 임상관찰과 동물실험을 하면서 나는 깨달았다. 그동안 내가 배운 임플란트에 대한 지식과는 다르게 잇몸을 절개하지 않는 방법이 얼마나 좋은 결과를 가져다주는지를, 그리고 임플란트에 대해 얼마나 잘못된 지식과 편견을 가지고 있었는지도 말이다. 이후 나는 잇몸 절개 없는 임플란트에 관해 연구했고, 그 결과를 2008년 『Flapless Implantology(플랩리스 임플란트학)』라는 책을 세상에 공표하며 새로운 임플란트 분야를 개척했다.

플랩은 잇몸을 절개하고 뼈에서 분리할 때 만들어지는 잇몸판을 뜻하는 수술용어다. 즉 플랩리스란 잇몸판이 없는 수술방법을 말한다. 임상관찰과 동물실험 그리고 합리적인 사고에 바탕을 둔 잇몸 절개 없는 임플란트학이 탄생한 것이다. 『Flapless Implantology』는 2010년 독일 퀸테센스(Quentessence) 출판사를 통해 영문판으로 출간되었다. 2012년에는 불어판으로까지 출간되었다. 2015년은 그 어떤 해보다 내게 특별한 해이다. 잇몸 절개 없는 임플란트를 더 정확하게 수술할 수 있는 디지털 시스템을 총정리해서 『Digital Flapless Implantology(디지털 플랩리스 임플란트학)』라는 책을 출간한 것이다.

  이 과정에서 잇몸 절개 없는 임플란트에 대해 치과의사들뿐만 아니라, 일반인들도 쉽게 이해할 수 있도록 해야겠다는 생각을 갖게 되었다. 또한 잘 알려지지 않고 숨겨져 있는 임플란트의 위험을 가감 없이 드러내 사람들에게 보여주고 싶었다. 그렇게 함으로써 더 많은 사람들이 올바른 선택을 할 수 있게 만들고 싶었다. 내가 이 책을 쓰는 동안 내내 흥미를 잃지 않았듯이 독자들도 이 책을 재미있게 읽기를 바란다. 또한 이 책을 통해서 독자들이 임플란트에 대한 인식을 새로이 한다면 나에겐 더 바랄 나위가 없겠다.

차례

프롤로그 004

1 임플란트
수술의 위험 017

2 즉시 심는
임플란트의 위험 041

3 잇몸,
뼈 이식 수술의 위험 073

4 상악동 뼈 이식
수술의 위험 099

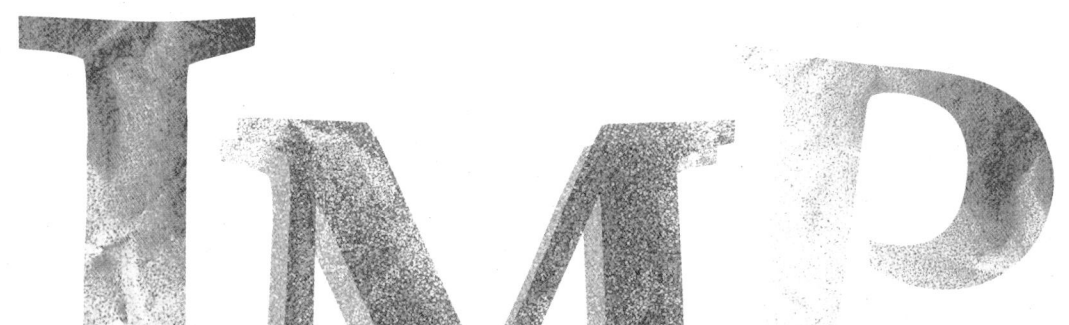

5 임플란트
관리습관의 위험 121

6 임플란트
광고의 위험 147

7 환자와의 갈등,
그 위험 165

8 물의
위험 189

9 임플란트 하지 않고
사는 법 217

에필로그 236

IMPLANT

1

임플란트 수술의 위험

잇몸 절개 수술은 위험하다.

상담을 하면서 알게 된 사실 중 하나는 많은 환자들이 임플란트를 심을 때 수술이 어떻게 진행되는지 너무나 모르고 있다는 것이었다.

"잇몸을 절개한다고요?", "뼈를 노출시켜요?", "피가 나요?", "뼈를 뚫어요?", "뼈막을 벗겨낸다고요? 그게 뭔데요?"

갈비를 먹다 보면 뼈를 감싸고 있는 단단한 막을 본 적이 있을 것이다. 이것이 바로 뼈막이다.

잇몸을 절개하는 건 뼈를 노출시키는 행위다.
이를 위해 뼈에서 뼈막을 벗기는 건 필수다.
뼈막과 뼈는 부모와 자식과 같은 관계를 가진다.
왜냐하면 뼈막이 뼈를 만들었기 때문이다.

뼈와 뼈막은 마치 탯줄처럼 혈관으로 연결되어 있다. 잇몸 절개 임플란트 수술 시 가장 시간이 오래 걸리는 과정 중 하나가 바로 이 뼈막을 뼈에서 벗기는 과정이다. 워낙 강하게 붙어 있기 때문에 혈관이 잘리면서 출혈이 발생한다. 출혈은 당연히 고통을 수반하며, 이 고통으로 인해 수술 부위가 멍이 들고 붓는 것이다.

치과에 내원한 환자들과 상담을 하다 보면 대학병원에서 사랑니

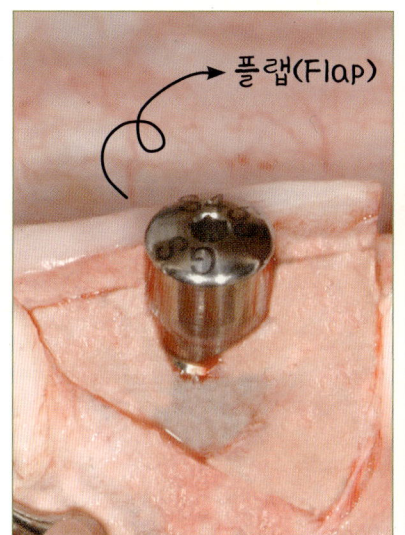 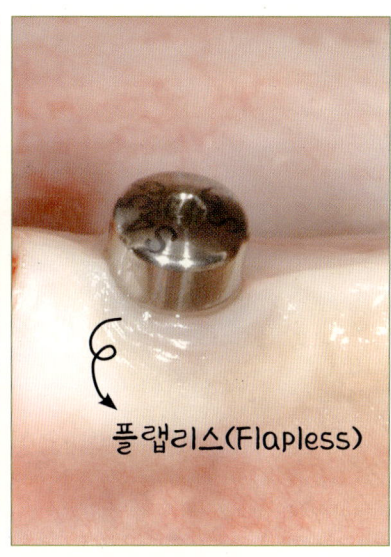

- 왼쪽은 잇몸을 절개, 오른쪽은 잇몸을 절개하지 않고 심은 임플란트의 모습이다.

를 뺀 수술 경험이 인생에 있어 가장 끔찍한 기억이었다고 하소연하는 경우를 종종 접한다. 사랑니는 많은 경우 일부만 구강 내로 노출되어 있거나 턱뼈 속에 깊숙하게 숨어 있다. 때문에 잇몸을 절개하는 수술로 발치할 수밖에 없는데, 수술 후에는 극심한 통증과 함께 출혈이 동반되며 얼굴이 부어서 며칠 동안 고생하게 된다.

사실 사랑니를 뽑은 후 고생하는 근본적인 이유는 사랑니 때문이 아니다. 실제로는 사랑니를 뽑기 위해 잇몸을 절개하고 뼈막을 뼈에서 분리시키는 것이 그 원인이다. 그래서 임플란트를 할 때 잇몸을 절개하면 사랑니를 뽑은 것처럼 고생하게 되는 것이다.

일반적으로 치과의사들은 임플란트를 위해 잇몸을 절개하는 걸

당연하게 생각한다. 그들은 잇몸을 절개함으로써 환자가 받는 고통도 당연하다고 생각한다. 왜냐하면 의사는 사람들의 고통으로 먹고 사는 직업이기 때문이다.

잇몸을 절개하고 임플란트를 심고 나면 벌어진 상처를 다시 꿰맨다. 하지만 뼈막을 뼈에 다시 붙여둔다 하더라도 원래대로 되돌릴 수는 없다. 상처는 흉터로 남고 그 흉터는 영원히 치유되지 않는다. 또한 상처를 꿰맨 실밥은 신발 속의 모래알처럼 달그락거리면서 심기를 불편하게 한다. 식사를 하고 양치를 하고 말을 할 때마다 신경이 쓰이는 것이다. 또한 꿰맨 상처는 쉽게 벌어진다. 스프링클러의 압력이 낮으면 잔디밭 구석구석까지 물을 뿌려 주지 못하는 것과 같은 원리로, 잇몸의 꼭대기(치조정) 부위로 혈류가 잘 공급되지 못하기 때문에 상처가 쉽게 벌어질 수밖에 없는 것이다.

잇몸을 절개하는 수술은 바로 이 치조정 부위를 절개하기 때문에 상처가 잘 아물지 않고 쉽게 벌어진다. 벌어진 상처는 자극을 받으면 피를 흘리게 되고, 감염에도 취약해 자주 염증이 생기게 된다. 물론 상처를 만들지 않으면 그로 인한 문제도 생기지 않는다. 상처가 없으면 실밥도 없고, 염증도 없고, 흉터도 없다. 이것이 잇몸을 절개하지 않고 임플란트를 심어야 하는 이유다.

주자는 사물의 이치를 논하는 자리에서 "꽃병에는 꽃병의 이치가 있고, 촛불 등롱에는 촛불 등롱의 이치가 있다"고 말했다. 이른바 이치라는 건 저렇게 하면 안 되고 이렇게 하면 좋은 이유가 있다는 것을 일컫는다. 임플란트 치료에 있어서도 잇몸을 절개하지 않고 심어야 하는, 즉 임플란트의 이치가 있다는 말이다.

**우리 몸은 충분한 혈액을 공급받아야만
세포분열을 할 수 있다.
그러한 과정이 원활해야만 손상된 곳을 회복할 수 있다.
혈액순환에 문제가 생기면 염증 반응이 일어나고
조직이 파괴되기도 한다.**

이와 같은 불완전한 혈액순환은 우리 잇몸에도 병을 일으킨다. 잇몸을 절개하지 않는 임플란트는 바로 이러한 생리에 근거하고 있다. 잇몸의 건강은 혈액순환에 있다는 사실, 그것이 포인트다.

혈액순환이 잘 되지 않아 발생하는 질환이 많다는 건 이제는 상식이다. 고혈압은 혈관이 노화되어 혈관의 움직임이 둔해지는 동맥경화가 그 원인이다. 당뇨병도 혈관이 막히기 때문에 합병증으로 발가락이 썩어 들어가고 시력이 저하되고 협심증이 생긴다. **몸속을 돌아다니는 혈액 속에 영양소와 산소가 충분하지 않고 혈액순환이 잘 안 될 때 우리 몸은 조직이 썩기 전에 혈액 없이도 세포분열을 할 수 있는 독종 세포를 자구책으로 만들어내는데, 이것이 바로 암세포다. 즉 암은 혈액순환이 안 되는 상황에서 몸이 살기 위해 생기는 것이다.** 파킨슨병 역시 혈액순환에 문제가 생겨 나타나는 증상이

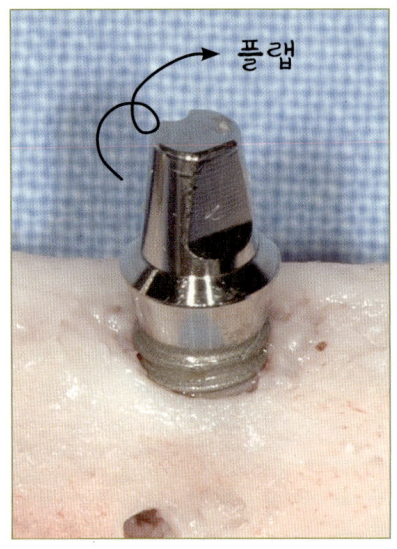 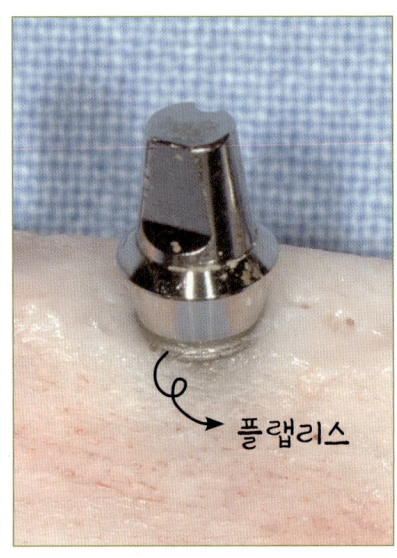

• 왼쪽 임플란트는 잇몸을 절개하고 심었고, 오른쪽 임플란트는 잇몸을 절개하지 않고 심었다. 두 경우 모두 심은 지 석 달 후에 찍은 사진이다. 왼쪽 임플란트 주변 뼈가 훨씬 많이 녹아내린 것을 확연히 볼 수 있다. 그 이유는 뼈막을 뼈에서 벗긴 수술 과정 때문이다.

다. 손끝이나 발끝으로 혈액을 보낼 힘이 없어 혈관이 막히면서 손을 떨기 시작하고, 관절 움직임이 어색해지며, 점차 몸이 굳어가는 것이 파킨슨병이다.

나는 동물실험을 통해 잇몸을 절개한 경우와 절개하지 않은 경우를 비교했고, 잇몸을 절개한 경우 혈류 공급이 놀랄 정도로 감소했음을 발견했다. 혈류 감소가 임플란트에 어떤 영향을 미치는지를 관찰한 결과 혈류가 감소된 임플란트에서 잇몸병이 더 잘 생기고 잇몸뼈도 더 소실되었음을 알 수 있었다. 이러한 잇몸뼈 소실과 잇몸병은 결국 임플란트의 건강에 크나큰 영향을 미치게 된다. 이러한 실험을 통해서 잇몸을 절개하지 않고 심은 임플란트가 더 많은 혈관을 가지고 더 많은 혈류공급을 받아 더 건강한 상태를 유지하는 것을 알 수 있었다.

치과의사 선택이 중요하다.

자동차 영업사원의 말만 듣는 것보다 차의 성능뿐만 아니라 기본 장비, 옵션 등을 따져 보는 것이 차 구입 시 훨씬 중요하다는 건

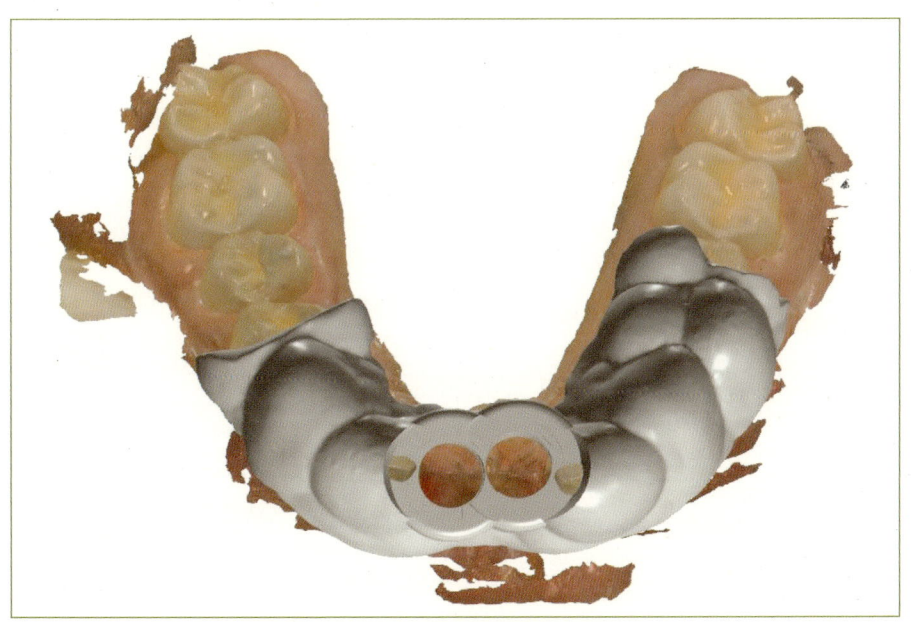

• 구강 내 장치의 모습으로, 잇몸을 절개하지 않고 임플란트를 심을 때 사용된다.

누구나 알고 있는 사실이다. 차가 이러한대 몸속에 들어가 평생을 함께 지내야 하는 임플란트는 말할 것도 없다.

  의료 현장에서도 이런 상황이 종종 있다. 환자들은 가격만 따지고 수술법에 대해서는 '따져서 뭐하겠어? 다 거기서 거길 텐데'라고 생각하기 쉽다. 잘못된 생각이다. 이제는 수술법에 대해 이것저것 따져 보아야만 한다. 좋은 방법을 찾아 보고, 그렇게 할 수 있는 치과의사를 선택해야 한다.

  다시 말해 잇몸을 절개하지 않는 임플란트의 올바른 수술법을 아는 치과의사, 이를 사용한 경험이 많은 치과의사를 찾는 것이 중요하다. 잇몸을 절개하지 않고 수술하는 치과의사는 먼저 CT와 구강스캐너를 이용하여 턱뼈와 잇몸, 치아의 상태를 검사할 것이다. 그리고 '구강 내 장치'를 제작하는 시간이 필요하다고 할 것이다. 개인적으로 기쁜 것은 잇몸을 절개하는 임플란트 수술의 문제점을 인식하고 잇몸을 절개하지 않는 임플란트를 하는 치과의사들이 세계적으로 늘어나고 있다는 사실이다.

"잇몸을 째지 않고 임플란트를 할 수 있는 게 정말입니까?"

"네, 맞습니다."

"임플란트 할 때 아프지 않은 건가요?"

"모기 침처럼 가는 바늘로 잇몸을 마취할 때 조금 따끔한 것 외에는 아프지 않습니다."

잇몸 치료를 받으러 치과에 온 환자 A의 어머니는 치료가 끝난 후 대기실 벽에 붙어 있는 광고를 보고 잇몸을 째지 않고 심는 임플란트에 관심을 보였다.

"스무 살 먹은 제 딸이 어금니를 뽑고 임플란트를 해야 하는데, 엄청 겁을 먹었는지 차일피일 미루기만 해요. 정말 아프지 않게 할 수 있나요?"

"한번 데리고 오세요. 잇몸을 절개하지 않고 통증 없이 임플란트를 할 수 있습니다."

며칠 후 그녀는 딸을 데리고 치과에 왔다. 대학생이었던 환자 A는 아래 어금니를 뽑을 때의 경험이 너무도 고통스러웠던 탓에 이를 뽑은 자리에 새 치아를 하지 않고 지내왔다.

"작년에 어금니를 뽑았어요. 신경치료를 한 치아였는데 뽑는 데만 한 시간이 넘게 걸렸어요. 죽는 줄 알았어요. 치과의사 선생님도 엄청 고생했어요. 치아가 조각조각 나면서 남아 있는 뿌리를 다 뽑아내는 데 너무 힘이 들었어요. 사실 그때만 생각하면 치과에 다시는 오고 싶지 않았어요. 그런데 자꾸만 치아에 신경이 쓰이더라고요. 시간이 지나면서 치아들이 밀리는 느낌이 들고 윗니도 움직여 내려오는 것 같고."

환자 A의 구강검사를 해보니 왼쪽 아래 첫 번째 어금니를 뽑은 자리에 뼈가 충분했고, 대합치아와의 사이 공간도 치아를 만드는 데 부족함이 없었다. CT를 촬영하고, 구강스캐너로 스캔한 자료를

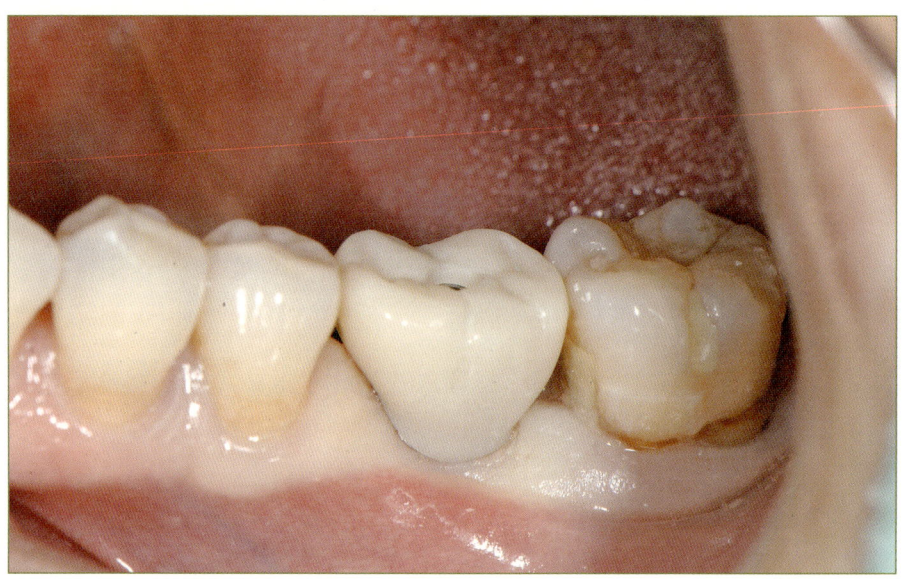

• 첫 번째 어금니 부위가 잇몸을 절개하지 않고 임플란트를 심은 직후의 모습이다. 절개선이 보이지 않는다.

이용해 임플란트가 심어지는 모습과 완성된 치아의 모습을 3차원 컬러 이미지로 보여주었다. 자신의 구강 내 모습을 생생하게 볼 수 있다는 것을 놀라워하면서 그 속에 만들어질 치아의 모습에 환자 A와 어머니는 무척이나 신기해했다. 그리고 다음날, 임플란트 수술은 미리 제작된 구강 내 장치를 이용해 약 10분 만에 마무리되었다. 수술 후 "벌써 끝났어요? 심는 줄도 몰랐어요"라며 기뻐하는 환자 A를 흐뭇하게 바라보던 그녀의 어머니는 "임플란트 해야 하는 내 친구들을 데리고 와야겠어요"라며 고마움을 표했다. 이처럼 잇몸을 절개하지 않고 임플란트를 심은 부위는 그렇지 않은 방식의 임플란트에 비해 쉽고 빠르게 치유된다.

　대부분 환자들은 통증 없이 임플란트를 하고 싶어 하고, 잇몸에 상처를 내고 싶어 하지 않는다. 그동안 환자들과 임플란트 상담을 하면서 가장 많이 들었던 고충이 바로 이것이었다. 하지만 잇몸을 절개하지 않고 임플란트를 심는 방법에서는 이러한 고민이 필요없다. 임플란트를 심기 위해 반드시 잇몸을 절개해야 한다는 편견에서 치과의사들도 이제는 벗어나야 한다. 잇몸을 절개하고 심는 임플란트 수술은 임플란트를 심는 과정을 더디게 하고 어렵게 할 뿐 아니라 수술 부위 주위에 쉽게 염증이 생기는 단점을 피할 수 없다. 수술은 간단할수록 치과의사와 환자 모두가 편한 법이다.

사고율이 낮은 수술법을 선택하라.

　"정말 죽을 뻔했습니다. 치과에서 임플란트 수술을 받았는데, 출혈이 심해서 대학병원에 실려 갔어요. 다행히 출혈은 멈췄지만 목 밑이 부어 일주일 동안 입원치료를 받고 퇴원했어요. 어찌어찌 낫기는 했지만 정말 무섭더군요."

　이 환자는 아래 어금니 부위에 임플란트를 수술 받다가 혀 밑에 있는 동맥(혀동맥)이 드릴에 의해 손상되면서 과다 출혈로 응급수술을 받았다.

다음은 50대 여자 환자의 사례다.

"치과에서 임플란트 수술을 받았는데 목 밑이 심하게 부었습니다. 항생제로 붓기는 가라앉았지만 혀가 찌릿찌릿하고 발음이 예전 같지 않아요."

아래 어금니 부위에 임플란트 수술을 받다가 드릴이 혀 아래쪽 턱뼈를 뚫으면서 혀 밑에 있는 신경(혀신경)을 손상시킨 경우다. 목 밑이 심하게 부은 경우 얼굴 피부를 절개하여 고름을 빼내는 수술을 해야 하는데, 다행히도 항생제 투여만으로 감염이 조절되어 흉터를 남기지 않고 치료가 되었다. 손상된 신경은 시간이 경과하면서 호전되었으나 6개월가량 고생해야 했다.

다음은 40대 남자 환자의 사례다.

"임플란트를 심으면서 어떻게 신경을 다치게 할 수 있나요?
입술에 감각이 없어서 답답해 살 수가 없어요.
시간이 지나면 좋아진다고 하는데, 잘 먹고 잘 씹고 싶어
임플란트를 한 거 아니겠어요?
그런데 음식 맛도 모르겠고 씹어도 씹는 느낌도 없고
입술로 국물이 흘러도 알 수가 없어요."

이는 아래 어금니 부위에 임플란트 수술을 받다가 드릴이 아래턱 뼈 속을 지나가는 신경(하치조신경)을 손상시킨 경우다.

끔찍한 이야기이지만 병원에 있다 보면, 실제로 이런 일들을 자주 겪게 된다. '치과에 가면, 의사가 어떻게든 잘해줄 거야', '임플란트에 대해서는 치과의사가 전문가니까 치료하는 방법도 잘 알고 있겠지' 하고 사람들은 쉽게 생각한다. 하지만 정말로 치과의사는 환자를 위해 언제나 최상의 치료법을 사용하는 걸까? 만약 그렇다면 왜 임플란트 수술이 늘어나면서 임플란트로 인한 의료사고가 증가하고 있는 걸까? 대한민국에서 신경 손상으로 인한 의료분쟁은 매년 약 500건 이상 일어나고 있다. 임플란트로 인한 의료사고가 늘어나는 건 결코 우연이 아니다. 그것은 바로 잘못된 '임플란트 수술법' 때문이다.

이제껏 임플란트에 대한 고정관념을 가지고 진료를 해왔다는 데에 이견을 낼 치과의사들은 드물 것이다. 대부분의 치과의사들은 전통적인 방법, 즉 잇몸을 절개하고 잇몸뼈를 노출시켜 뼈를 눈으로 보면서 자신의 손감각에 의지해 임플란트를 심어야 한다는 믿음을 가지고 있다. 이러한 믿음이 문제를 만들고 있음을 인식하지 못한 채 말이다. **특히 대한민국에는 임플란트를 심는 솜씨가 좋다고 자만하는 치과의사들이 유독 많다. 눈을 가리고도 화살로 과녁을 정확하게 맞히는 주몽처럼 자신도 정확하게 임플란트를 심을 수 있다고 자랑하는 의사들 말이다. 이러한 생각은 마땅한 대처 방법이 없어 감각에 의지해 임플란트를 심어야 했던 과거에나 통할 수 있는 구태의연한 사고다.** 이제는 달라졌다. 임플란트 수술용으로 '구강 내 장치'가 개발되었고, 정확한 위치에 심을 수 있는 디지털 기술도 개발되었다. 그럼에도 고정관념을 버리지 않은 치과의사들이 너무도 많다.

말콤 글래드웰은 '1만 시간의 법칙'을 주장했다.
'1만 시간의 법칙'이란 누구라도 하루에 3시간씩,
10년을 노력하면 한 분야에서 성공을 거둘 수 있다는 것이다.
모차르트도 처음부터 뛰어나지는 않았다.
그의 걸작으로 통하는 협주곡 9번은
그가 스물한 살 때 쓴 작품이다.
협주곡을 짓기 시작한 지 10년이 흐른 후였다.

    LPGA를 주름잡는 대한민국의 여자 프로골퍼들도 이와 유사하다. 박세리 선수가 우리나라 선수로는 처음으로 LPGA에서 우승했을 때 텔레비전을 통해 그 장면을 목격한 수많은 소녀들이 제2의 박세리를 꿈꾸게 되었다. 이후 10년이 흘러, 1만 시간을 채운 당시의 소녀들이 현재 LPGA의 정상을 앞다투어 차지하고 있다.
    자신의 분야에서 정상을 차지한 사람들 중에서 1만 시간을 채우지 않은 이들은 거의 없다. 나도 10년 이상 임플란트를 심어 왔다. 시간으로 계산하면 1만 시간 이상 혼신의 노력을 쏟은 것이다. 그래서 임플란트 분야의 대가가 되었다고 스스로 믿었다. 그러던 어느 날 수술 방사선 사진을 통해 내가 심은 임플란트 모습을 보면서 심한 자괴감에 빠졌다. 임플란트가 오락가락, 뒤죽박죽 제멋대로 박혀 있었던 것이다.

임플란트는 입 안에서의 균형과 조화가 매우 중요하다. 이를 무시하고 심은 임플란트는 치아가 만들어져도 건강이 보장되지 않는다. 틀어진 임플란트 주변으로는 유독 음식물이 잘 끼고, 치간 칫솔이나 치실이 잘 들어가지 않아 관리가 어렵다. 또한 **틀어진 임플란트는 동일한 힘을 받아도 임플란트에 가해지는 힘이 커질 수밖에 없다.** 무리한 힘과 부적절한 관리는 임플란트의 수명을 단축시키는 결과를 가져오게 된다.

환자들은 이러한 수술 결과에 대해서는 잘 알지 못한다. 하지만 치과의사 양심의 거울에 비추었을 때 당시 나는 한없이 부끄러웠다. 그 일이 있기 전까지는 대체로 수술 후 결과들이 좋았고, 그래서 임플란트 수술에 자신감을 갖고 있었는데, 그 일은 어리석고 자만심으로 우쭐해하고 있는 한심한 사람이 바로 나라는 걸 알려주었다. 이 일이 내 인생을 뒤바꾼 결정적인 사건이었다. 이후 나는 '나의 솜씨와 감각에 의존하지 않고, 누구라도 정확하게 임플란트를 심을 수 있는 도구를 개발하자'라는 간절한 마음을 품게 되었다.

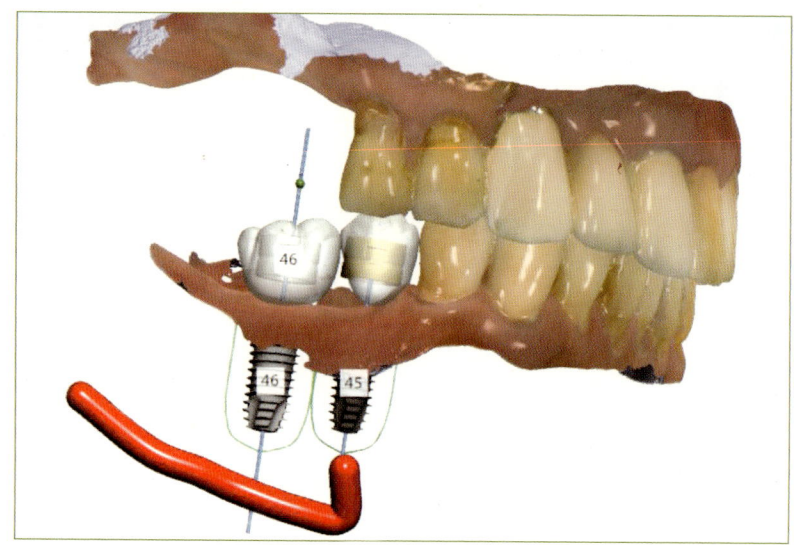

• 아래턱뼈의 디지털 영상이다. 어금니 부위 아래턱뼈 속 붉은 색이 신경이다.

입 안은 열악한 도로환경과 같다.

정부에서 발표한 교통사고 현황에 대한 보고에 의하면, 교통사고 발생의 가장 큰 요인은 첫째가 운전자 부주의이고, 둘째가 열악한 도로환경이었다. 사고다발지역은 교차로다.

일단, 시야가 좋지 않다. 임플란트를 심을 때 환자의 구강 입구를 통해서 보이는 것은 매우 제한적이다. 한 방향에서만 볼 수 있는 탓에 임플란트 심는 각도를 조절하는 일이 만만치 않게 어렵다. 입이 작은 환자의 경우는 특히 그렇다. 그래서 좁은 입을 가진 환자의 턱뼈에 심는 임플란트는 틀어지기가 쉽다. 이 순간이 임플란트 수술의 성공과 실패를 결정하는데 말이다.

둘째, 기구 조작이 어렵다. 어금니 부위에서는 앞니 부위보다 기구를 사용할 수 있는 공간이 훨씬 적다.

셋째, 수술을 방해하는 해부학적 구조물(신경, 혈관, 비강, 상악동 등)이 많다.

마지막으로 환자마다, 심는 위치마다 구조가 달라서 늘 예기치 않은 상황을 만나게 된다는 것이다. 임플란트를 심기 위해 뼈 속에 구멍을 뚫을 때 수술 전에 뚫는 깊이를 방사선 사진을 통해 미리 측정했다 하더라도 눈길에서 자동차가 미끄러지듯 수술 시 드릴이 뼈 속으로 밀려들어가는 경우도 있다.

임플란트 수술에 있어서 사고다발지역은 뼈 속의 중요한 신경이 지나가는 아래턱 어금니 부위다. 입 속의 시야가 나쁘고, 잇몸뼈가 심하게 줄어 있는 데다 기구 조작이 어려운 임플란트 수술 환경에서는 아무리 조심하더라도 치과의사의 감각에 의존한 수술은 인접한 치아 뿌리 손상, 신경 손상, 혈관 손상 등의 부작용을 유발할 가능성이 높다.

정밀한 도구를 이용하는 수술법을 선택하라.

공자는 "장인(匠人)이 일을 잘하고자 한다면 반드시 먼저 도구를 쓸모 있게 만들어야 한다"고 말했다. 천하만사에 도구 없이 할 수 있는 일이란 없다. 항상 먹는 한 끼의 밥에도 반드시 주발과 밥상, 숟가락과 젓가락이 필요한 법이고, 늘 마시는 한 잔 술에도 반드시 술병과 술독, 술잔과 소반이 필요하다. 일을 잘하기 위해 먼저 도구를 쓸모 있게 만들고자 애쓰는 사람이 어찌 장인뿐일까?

임플란트를 잘하고자 한다면 반드시 쓸모 있는 도구가 필요하다. 손으로도 땅을 팔 수 있다. 하지만 삽을 이용하면 더 효율적으로 팔 수 있다. 포클레인이라면? 훨씬 더 효율적일 것이다. 당연한 이야기다. 잇몸을 절개하지 않는 임플란트 수술을 위해서 사용하는 도구는 그 효능에 있어서 삽과 포클레인의 차이보다 훨씬 크다고 생각한다. 잇몸을 절개하지 않는 임플란트의 장점을 극대화시키는 것이 이 수술에 사용하는 도구이다. 그런데 도구의 효능과 함께 기억해야 할 것이 있다. 효능에는 대가가 따른다. 삽질을 배우는 데는 10분밖에 걸리지 않겠지만, 포클레인을 다루기 위해서는 그보다 훨씬 긴 학습의 시간이 필요하다. 그리고 당연한 말이지만, 훨씬 비싼 비용을 치러야 한다. 현실이 이렇기 때문에 여기에 관심을 갖고 시간과 노력과 돈을 쏟아 붓는 치과의사가 아직은 너무 적다.

만족스럽지 못한 치료 결과는 환자나 의사에게나 모두 피하고 싶은 일이다. 그런 일이 생기지 않도록 치과의사는 치료를 이끌어야 한다. 그렇게 하기 위해서는 자신의 감각보다 도구를 이용한 수술법에 투자를 아끼지 않아야 한다.

현재 국내 치과의 경우 디지털 영상 장비(3차원 CT, 구강스캐너)는 일반적으로 CT는 2곳 중 1곳, 구강스캐너의 경우 약 300여 곳의 치과가 구비하고 있다. 우리 병원에서는 3차원 CT와 구강스캐너를 모두 구비해 환자들의 상태를 진찰한다.

기존의 X선 검사로는 턱뼈 상태만
확인할 수 있었으나 디지털 영상 장비를 사용하면
잇몸과 치아의 상태까지 정확하게 확인할 수 있다.
그리고 디지털 데이터를 이용하면
3D 프린터로 구강 내 장치를 제작할 수 있다.

임플란트 수술의 모든 과정은 이 장치가 기구의 방향과 깊이를 통제한다. 마치 내비게이션으로 목적지를 찾아가는 것처럼 수술 장치가 뼈 속으로 가는 길을 찾아준다. 신경이 다치지 않도록 제어되는 스톱 장치가 있어 드릴의 깊이까지 통제가 가능하다.
이러한 도구를 이용하여 임플란트 수술을 하는 가장 큰 이유는 환자들이 임플란트 수술로 힘들어하지 않고, 수술이 빠르며 부작용 없이 안전하기 때문이다. 도구를 사용할 수 있음에도 불구하고 이를 거부한다면 그 위험은 고스란히 환자에게 돌아간다. 물론 이 새로운 도구를 사용하지 않아도 임플란트를 잘 심을 수 있는 치과의사도 있을 것이다. 하지만 어떠한 경우에도 위험은 최소화되어야 하고 환자는 최우선적으로 보호받아야 하는 것이다. 과실이 생길

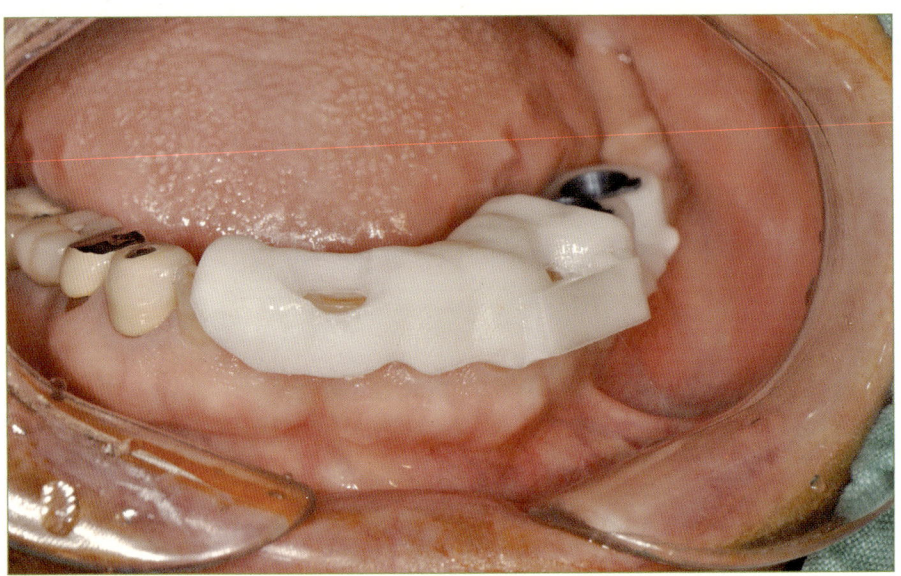

• 잇몸을 절개하지 않고 임플란트를 심는 데 사용하는 구강 내 장치를 입 안에 장착한 모습. 환자의 어금니 부위에 푸른 링 2개가 보이는데, 이 링을 통해 기구를 넣어 임플란트를 심는다.

경우 의사에게는 책임이 따르겠지만 환자의 인생까지 책임질 수는 없기 때문이다.

아랫니 어금니 부위에 임플란트를 하러 온 자그마한 키에 작은 얼굴을 가진 40대 초반의 환자 B는 입이 매우 작았다.

"사실 제가 어금니에 신경치료를 받고 금으로 덮어씌울 때도 입을 크게 벌릴 수 없어서 정말 고생했어요. 몇 달 전에 뽑은 어금니 부위에 이가 없으니 허전하더라고요. 윗니가 그쪽으로 자꾸 내려오는 느낌이 들어서 고민하다가 동네 치과에 들렀는데 원장님이 임플란트 수술용 드릴을 입 안에 넣어 보시더니, '안 되겠는데' 하시더라고요. 큰 맘 먹고 간 건데……. 정말 저처럼 입이 크게 안 벌어지는 사람은 임플란트를 할 수 없나요?"

입을 벌릴 수 있는 범위는 여자, 남자, 키가 크고 작고와는 아무 상관이 없다. 체구가 큰 남자도 입을 벌릴 수 있는 범위(개구 범위)가 작을 수도 있다. 특히 비만인 환자들의 경우가 그렇다. 구강 내에서 치료가 이루어지는 치과 치료는 기본적으로 환자가 입을 벌려야 할 수 있다. 약 30분 이상 입을 크게 벌리고 있으면 누구라도 턱관절이 아프고 머리까지 어지러워진다. 환자들이 치과치료에서 가장 힘들어하는 것 중 하나가 입을 크게 벌리고 있는 일이다.

잇몸을 절개하지 않고 임플란트를 심는 수술에서 가장 중요한 기술 중 하나는 입을 크게 벌리지 못하는 환자에게도 임플란트를 심을 수 있게 하는 것이다. 드릴을 위한 공간이란 입을 벌린 상태에서 임플란트를 심는 부위 잇몸과 마주 보는 치아와의 거리를 뜻한다. 잇몸을 절개하고 뼈를 노출시키면 잇몸 두께만큼 더 공간이 확보되기 때문에 드릴을 위한 공간이 더 생긴다. 그러나 잇몸을 절개하지 않고 수술하면 잇몸 두께만큼 공간이 협소해지게 된다.

작은 공간에서 수술하기 위해서는 작은 기구를 사용해야 한다. 그래서 잇몸을 절개하지 않는 수술을 위해 더 작은 드릴을 개발해야 했다. 사용하는 구강 내 장치의 높이도 최대한 낮아지도록 개발했다.

세상에는 여러 종류의 구강 내 장치와
드릴이 있고, 그 높이도 제각각이다.
높이가 낮은 구강 내 장치와 드릴을 사용해야 하는 이유는
환자가 입을 벌리고 있는 것이 힘들수록
치과의사도 힘들어지기 때문이다.

아무리 높이가 낮은 구강 내 장치와 드릴을 사용해도 환자 B처럼 작은 입에 작은 개구 범위를 가진 환자의 임플란트 수술은 만만치 않았다. 임플란트 수술이 끝나고 방사선 사진을 찍어 뼈 속에 심은 임플란트 모습을 환자 B에게 보여 주었다.

"제 입 안에 있는 임플란트 모습인가요? 교수님, 놀랍습니다. 이렇게 짧은 시간에 임플란트를 심다니, 꿈만 같습니다. 정말 대단한 방법이네요."

환자 B의 경우 개구 범위가 작다는 게 문제가 되었지만 뼈는 임플란트를 심기에 양호한 편이었다. 오히려 턱관절에 문제가 있는 사람들이 수술 시 더 힘들어한다. 입을 크게 벌리고 잠시만 있어도 턱에 통증이 오기 때문이다. 턱관절 때문에 고생하는 환자들이 의외로 많다. 입을 벌리면 턱에서 소리가 나고 턱관절 부위가 아프고, 때로는 턱이 빠져 입을 다물 수 없는 상황까지 발생한다. 때로는 손가락 한 마디 정도밖에는 입을 벌릴 수 없는 상황이 되기도 한다. 개구 범위가 작은 환자는 수술 내내 최대한 입을 벌리고 있어야 하

기 때문에 엄청난 피로를 느낄 수밖에 없다. 때문에 이러한 경우 가능한 빠른 시간 내에 치료를 마쳐야 한다.

임플란트 하나를 심는 데 소요되는 평균시간을 조사한 자료에 의하면 잇몸을 절개하고 수술하면 약 30분이 걸렸다. 반면 잇몸을 절개하지 않는 수술법은 고작 8분 정도였다. 어찌 보면 당연한 결과인데, 잇몸을 절개하지 않으면 뼈막을 뼈에서 벗겨내는 시간도 필요 없고, 봉합하는 시간도 필요 없고, 드릴의 방향을 이렇게 할까 저렇게 할까 고민할 필요도 없기 때문이다. 그리고 수술 후 환자들의 턱관절 부위 불편감에 대해 조사한 자료에 의하면 잇몸을 절개하지 않고 수술 받은 환자들이 훨씬 편하다고 한다. 이것도 당연한 결과라고 생각한다.

IMPLANT

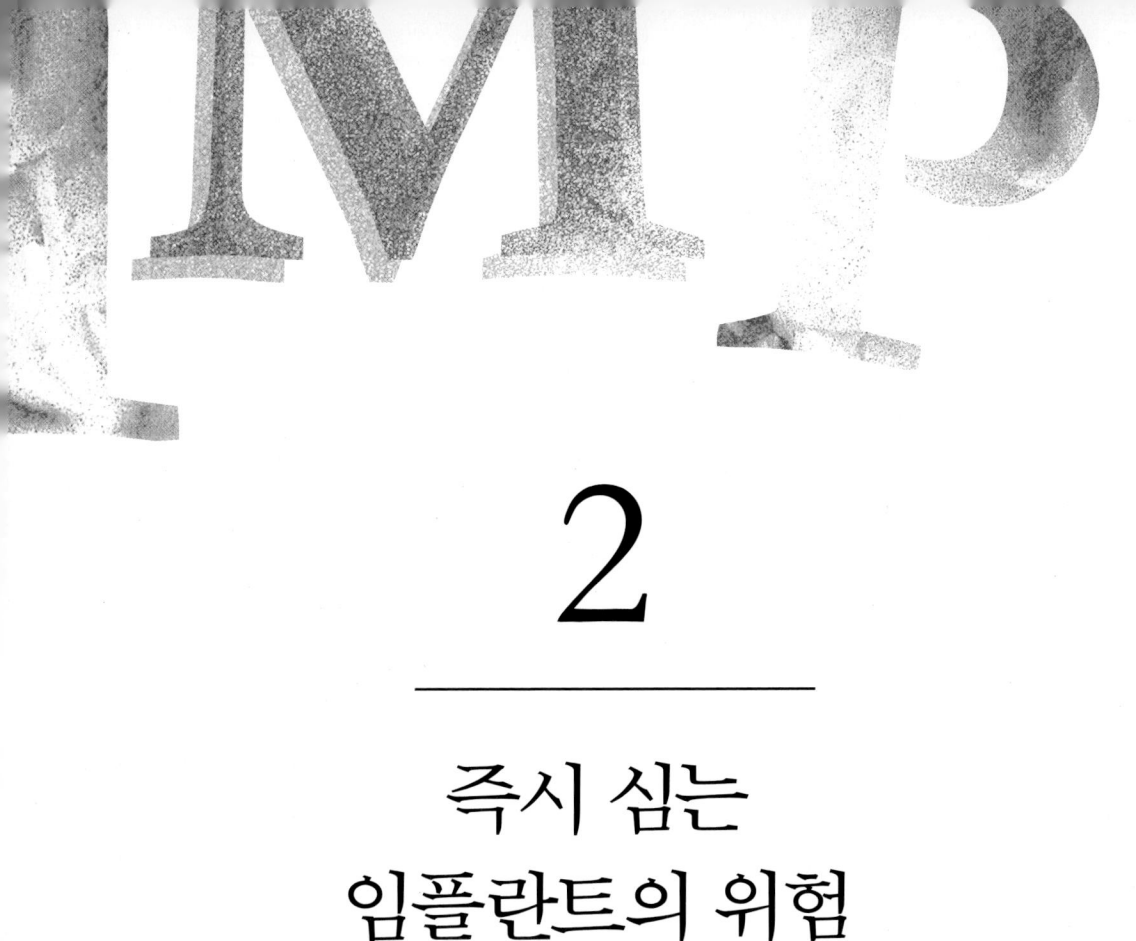

2

즉시 심는
임플란트의 위험

원데이 임플란트, 보이는 게 전부가 아니다.

온라인이나 오프라인에서 접하는 임플란트에 관한 광고성 글에는 이런 것들이 있다.

"하루 만에 씹을 수 있는 임플란트를 해드려요. 원데이 임플란트!", "강력한 초기 고정으로 심자마자 바로 씹을 수 있는 원데이 임플란트!", "심고 그날 바로 밥 먹을 수 있는 임플란트!"

이러한 광고성 글들은 두 가지로 해석할 수 있다. 하나는 심은 임플란트로 그날 바로 밥과 반찬을 씹어도 된다는 말로 이해되기도 하고, 다른 하나는 심은 임플란트를 피해서 다른 부위로 식사를 해도 된다는 말로도 해석된다. 사실 임플란트를 심고 상처투성이인 잇몸으로는 밥을 먹기가 어렵다.

'꿈을 꾼 자가 그 꿈의 의미를 가장 잘 알 수 있다'라는 말이 있다. 내가 꾸었던 꿈은 '임플란트를 심은 그날 바로 치아를 만들자'였다. 이 꿈은 이루어졌다. 하지만 '심은 그날 바로 그 임플란트로 밥과 김치 등 여러 가지 음식을 씹을 수 있는 임플란트'의 꿈은 이루지 못했다. 왜냐하면 심은 임플란트로 치아를 만들지만 그 치아로 씹을 수는 없기 때문이다. 즉, 마주보는 치아와 닿지 않게 그 사이에 공간을 만들어 씹어도 씹히지 않는다. 대신 옆에 있는 다른 치아들로 음식물을 씹을 수는 있다. 왜냐하면 그날 심은 임플란트가 외부의 힘을 받으면 뿌리 내리지 못한 나무들이 바람을 이기지 못하고 뿌리

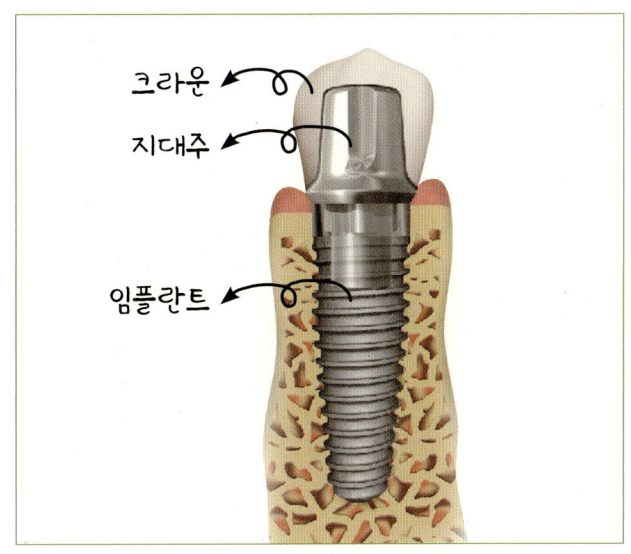

• 임플란트의 구조 : 임플란트, 지대주 그리고 크라운으로 구성된다.

째 뽑혀 쓰러지듯이 쓰러질 수 있기 때문이다.

임플란트는 세 부분으로 구성된다.
뼈 속에 들어가는 부분이 '임플란트'이고,
여기에 연결하는 부분이 '지대주'라는 중간 기둥이며,
지대주 위에 올라가는 부분이 치아 모양을 가진 '크라운'이다.

원데이 임플란트란 치아가 없는 부위에 임플란트를 심고 곧바로 또는 하루 만에 이 세 부분을 완성하는 것이다.
어느 치과에서 인터넷에 올려놓은 '원데이 임플란트 치료'에 관한 유튜브 동영상을 우연히 본 적이 있다. 틀니를 사용하던 60대 여자 환자가 '원데이 임플란트 치료'를 받는 동영상이었다. 동영상은 달리기 시간을 스톱워치로 재듯이, 벽에 설치된 시계를 통해 임플란트 수술 시간을 보여주었다. 8개의 임플란트가 35분 만에 위턱에 심어졌고 바로 치아가 만들어졌다. 그 치아를 이용해 환자는 웃으면서 사과를 씹어 먹었다. 물론 사과를 한 입 베어 물었을 뿐이다. 아직 마취가 풀리지 않은 입 주위 근육으로 억지로 괜찮은 척 웃음 짓는 환자의 모습이 애처롭기 짝이 없었다. 그런데 수술한 치과의사는 마치 육상 세계 신기록을 달성한 우사인 볼트처럼 임플란트 수술 분야에 있어서 자신이 달성한 놀라운 기록을 자랑하듯 뽐냈다. 8개 임플란트를 심는 데 35분, 하나를 심는 데 약 4분 30초가 걸린 셈이다.

그런데 그 치과의사는 보여 주지 말았어야 할 장면을 노출했다. 뼈 속에 심어진 임플란트의 모습을 방사선 사진으로 보여 준 것이다. 8개 임플란트를 심었다는 것을 확인시켜 주기 위해서였겠지만 수술 후 보여 준 방사선 사진에서 8개 중 3개는 뼈 속에 너무 깊게 심어 임시 치아를 만드는 데 사용하지 못했던 것이다. 나머지 5개를 이용하여 임시 치아를 만들었지만 그중 2개는 너무 가까이 심겨져 힘의 분산이 어려웠다. 8개의 임플란트가 모두 하나 되어 힘을 합쳐서 사과를 씹는 저작력을 감당해도 견디기 어렵다는 것을 치과의사도 잘 알 것이었다.

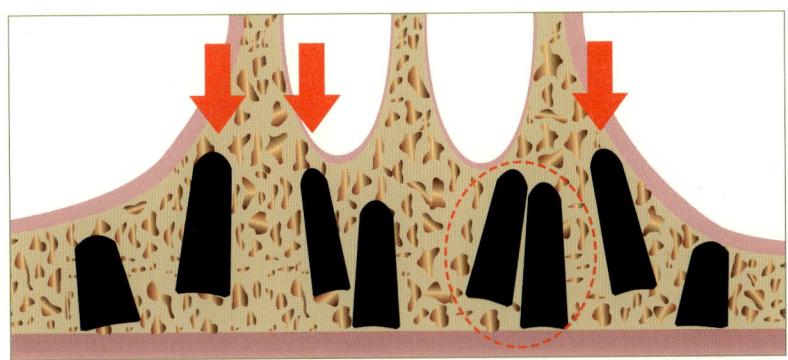

• 어느 치과에서 인터넷에 올려놓은 '원데이 임플란트 치료'로, 위턱에 임플란트를 심은 후의 방사선 사진이다. 8개 임플란트 중 3개는 뼈 속에 너무 깊게 심어(화살표) 임시 치아를 만드는 데 사용하지 못했고, 나머지 5개를 이용하여 임시 치아를 만들었지만 그중 2개(점선 원)는 너무 가까이 심겨져 힘의 분산이 어렵다.

이 동영상을 보면서 나는 1994년 성수대교 참사가 떠올랐다. 그 사건은 부실시공 탓에 통행하는 차량의 하중을 견디지 못해 다리가 붕괴되면서 49명의 사상자가 난 인재였다. **임플란트를 다리의 구조와 비교하면 하중을 받치는 기둥인 교각에 해당하는 부분이 바로 임플란트다. 차량이 통행하는 다리 부분이 임플란트 상부에 올라가는 치아이며, 다리 위를 통행하는 차량은 음식물, 차량의 하중에 해당하는 것이 씹는 힘이다. 씹는 힘을 견디지 못하는 임플란트는 무너진다.** 만약 유튜브 동영상에서 본 환자가 금방 심은 임플란트로 사과 하나를 전부 씹어 먹었다면 임플란트는 성수대교처럼 무너졌을 것이다. 만에 하나라도 그렇게 되었을 때 환자가 겪을 고통은 생각만으로도 아찔하다.

최첨단 기술을 이용하라.

나이 칠십을 고희라고 한다. 잘 알려져 있듯이, 고희라는 단어는 중국 당나라 시대의 시인 두보(712~770)의 〈곡경〉에 나오는 시구 '사람이 일흔까지 사는 일은 예로부터 드물다네'에서 비롯된 것이다. 조선시대 27명의 임금 중에서 고희를 맞은 이는 영조(1694~1776)와 태조(1335~1408) 둘 뿐이다. 70세 이상 살았던 확률이 8퍼센트도 되지 않은 것이다. 고려시대 임금들의 사정은 어땠을까? 마찬가지로 34명 중에서 두 명뿐이었다. 그렇다면 오늘날은? 2012년 말 통계청이 발표한 자료에 의하면 한국인의 84퍼센트가 70세를 넘기는 것으로 나타났다. 두보의 노래와는 반대로 70세까지 살지 못하는 게 오히려 드문 세상이 된 것이다.

언제부터인지 틀니가 불편하다며 임플란트를 하고 싶다고 찾아오는 노인 환자가 부쩍 늘었다는 것을 느낄 수 있다. 과거에는 허술하게 제작된 틀니를 잘도 사용했지만, 수명이 길어지면서 80대 환자도 틀니보다는 임플란트를 선호한다. 임플란트는 씹는 힘이 틀니보다 뛰어나 음식을 씹는 맛을 느끼게 해주며 치아 모양도 자연치아와 거의 유사하다.

환자들에게 임플란트는 단순히 고정성 치아를 가진다는 의미에 국한되는 것이 아니다. 임플란트는 젊음을 찾아주는 방편이 되기도 한다. 틀니는 노인의 상징처럼 여겨지는 경향이 있고, 또한 일상생활이나 식사를 할 때를 제외하고는 항상 빼두어야 하는 번거로움이 있다. 심리적인 위축감도 무시할 수 없다. 그리고 무엇보다도 틀니는 제대로 힘을 받지 못해 질기고 단단한 음식을 먹기가 어렵다.

많은 동물들은 치아를 먹이를 섭취할 때뿐만 아니라 공격용 무기로도 사용한다. 사람 역시 원시인 때부터 자신을 방어하는 무기로 치아를 사용해 왔다. 지금도 간혹 그런 경우를 볼 수 있다. 핵주먹이라는 별명을 가진 마이크 타이슨 말이다.

치아의 상실은 곧 생존을 위한
중요한 무기의 상실이라는 생각이
우리의 잠재의식 속에 있다.
생명, 젊음, 힘의 상징이 바로 치아라고 여기는 것이다.

치아의 구조는 음식물을 꼭꼭 씹도록 되어 있다. 이러한 구조를 이용하지 않으면 다른 소화기관이 그 일을 떠맡아야 한다. '빨리 밥 먹으면 빨리 하늘나라 간다'라는 말이 있다. 그만큼 천천히 꼭꼭 씹으면서 식사하는 것이 중요하다는 것이다. 제대로 씹지 못하면 빨리 삼키게 된다. 이런 상태로 위장에 도달한 음식물들은 소화시키기가 어려워 위장 역시 고생할 수밖에 없다. 한국인의 위암 발병률이 높은 것은 짜고 매운 음식을 좋아하기 때문이라고 이야기하는데, 그보다 더 큰 위험은 빨리 먹는 데 있다.

건강을 위해 음식물을 꼭꼭 씹어야 한다. 치아로 꼭꼭 씹어 모든 음식을 침과 섞이게 하는 과정을 거치게 하는 것이 중요하다. 침에는 프티알린과 아밀라아제라는 특수한 소화효소가 들어 있다. 그 효소들이 제 몫을 다해 소화를 돕게 해야 한다. 그렇지 않으면 소화기관이 어려움을 겪는다. 이러한 어려움이 쌓이면 소화기관이 망가지는 것이다. 음식물을 꼭꼭 씹는 습관을 갖기 위해 가장 필요한 것이 바로 건강한 치아다.

환자 C는 고등학교 교사로 오랫동안 일하다 정년을 맞이한 분이었는데, 40대 후반 잇몸병(풍치)으로 대부분의 치아를 잃었다.
"그 당시에는 치아에 문제가 생기면 치아를 살려서 쓰기보다 무조건 뽑았어요. 치아가 흔들리고 아프고, 문제를 만드니 차라리 뽑고 틀니를 하자. 이가 없으면 잇몸으로 살면 되지. 이렇게 생각했던 거죠. 치아를 별로 중요하게 생각하지 않았던 것 같아요."
물고기가 가뭄을 겪고 나서야 물의 가치를 절실하게 느끼는 것처럼 우리 주위에는 너무 익숙해져서 있는지 없는지 모를 정도로 그 소중함을 느끼지 못하지만 알고 보면 엄청나게 중요한 역할을 하는 것들이 많이 있다. 치아가 그중 하나다.
환자 C는 오랫동안 사용하던 틀니를 버리고 고정된 치아를 갖고 싶어 했다. 구강 검사를 해 보니 사용하고 있는 틀니는 구조에 맞지 않아 이미 덜렁덜렁 움직이고 있었다. 이런 상태면 씹을 때 불편한 것은 물론이고, 말할 때도 흔들렸을 것이다. 자칫 식사 중에 틀니가 빠지는 사태가 벌어질 수도 있는 상황이었다. 실제로 생일날 케이크 촛불을 불다가 틀니가 입 밖으로 날아간 노인 환자의 사례도 있었다.

"틀니를 가능한 빨리 버리고 싶어요."

"원하신다면, 임플란트를 심는 날 바로 치아를 만들도록 하죠. 단, 조건이 있습니다. 100일 동안 부드러운 죽을 드셔야 합니다. 그렇게 할 수 있나요?"

"오랜 소원이 이루어지는데 그 정도야 해야죠."

틀니를 치아로 바꾸는 일에는 환자의 노력이 반드시 필요하다. 환자 중에는 의사와의 약속을 잘 이행하는 환자와 그렇지 않은 환자가 있다. 후자의 경우 바로 치아를 만들면 백퍼센트 실패한다.

"어떻게 100일 동안 죽만 먹고 살아요?"

이렇게 말하는 환자에게는 곧바로 치아를 만들어줘서는 안 된다. 분명 다른 음식을 먹을 게 뻔하고, 결과적으로 치아를 망가트릴 것이기 때문이다. 이런 환자에게는 임플란트만 턱뼈 속에 심어 두고 100일을 기다리게 해야 한다.

임플란트가 제대로 자리를 잡기 위해서는 최소한 100일이라는 시간이 필요하다. 이 기간 동안 임플란트는 갓 태어난 아기와도 같다. 과거 외부의 병균 등으로부터 아기를 보호하기 위해 금줄을 걸어 사람들의 출입을 막은 것처럼 임플란트도 약 100일 동안 음식물을

씹는 것으로부터 보호가 필요한 것이다.

　환자 C의 경우, 치아가 하나도 없는 상태에서 틀니를 사용하고 있었기 때문에 턱뼈에 임플란트를 심고 바로 치아를 만들면 임플란트가 압박을 받을 수밖에 없는 상황이었다. 즉, 음식물을 씹을 때마다 치아가 힘을 받게 되고 동시에 임플란트도 힘을 받게 된다. 이를 해결할 수 있는 방법은 첫째, 임플란트가 가능한 힘을 적게 받도록 100일 동안 죽을 먹게 한다. 둘째, 하중에 견딜 수 있도록 여러 개의 임플란트를 묶어 하나로 연결한다. 하나씩 따로 떨어져 있는 화살은 쉽게 부러지지만, 여러 개가 묶인 화살은 쉽게 부러지지 않는 것과 같은 이치다.

　하지만 여기에는 고도의 기술이 필요하다. 여러 개의 교각 기둥이 다리로 연결되듯이 여러 개의 임플란트가 치아 모양의 크라운으로 연결되게 만들어야 하기 때문이다. 임플란트는 하나로 연결된다고 해서 완성되는 것이 아니다.

다리의 도로면은 평편해야 하겠지만
치아는 대합치아와 효과적으로
교합이 되는 형태를 가져야 한다.
이렇게 만들어주는 과정을 치과에서는
'교합조정'이라고 한다.

턱은 좌우로, 전후 방향으로 다양하게 움직인다. 이런 턱의 다양한 운동에도 치아들이 한 덩어리가 되어 대합치아와 균일하게 닿아야 한다. 그렇지 않으면 대합치아와 먼저 닿는 부위에 있는 임플란트가 과중한 하중을 받아 망가지게 된다.

한번 심은 임플란트는 위치를 바꿀 수 없다. 자연치아는 교정치료로 위치를 바꿀 수 있지만 임플란트는 불가능하다. 그러므로 임플란트 수술을 시작하기 전에 신중하게 여러 요소들을 고려해야 한다. 건축물을 짓기 위해 도면을 꼼꼼히 그려야 하는 것처럼 말이다. 만약 도면 없이 시작하거나 부정확한 도면을 토대로 공사를 진행하면 공사 기간도 오래 걸릴 뿐만 아니라 튼튼한 건축물을 기대하기 어려울 것이다. 임플란트 수술도 마찬가지다. 치과의사는 임플란트로 만들어지는 치아가 기능성과 심미성을 동시에 얻도록 매우 섬세하게 치료 계획을 세워야 한다.

어린 시절 여의도에 있는 63빌딩을 처음 봤을 때, 그 엄청난 높이에 입을 쫙 벌리고 말았다. 손가락을 뻗어 정말 63층이 맞는지 하나하나 세어봤던 기억이 난다. 높은 빌딩을 바라보면서 바람이 불면 흔들리지 않을지, 지진으로 무너지진 않을지, 기울지 않게 어떻게 똑바로 지었는지 궁금하기만 했다. 초고층 건물은 낮은 건물을 짓는 것과 근본적으로 다른 방법으로 지어진다. 초고층 건물은 건

물 자체의 무게로 인해 높이에 미세한 차이가 발생할 수밖에 없다. 건물이 높아지면 높아질수록 이 높이 차이가 더 커진다. 때문에 건축 설계 시 이 높이의 차이가 발생하는 것까지 미리 수정해 건축을 진행한다.

    임플란트를 이용하여 치아를 만들 때도 치아 개수가 많아질수록 치아의 오차가 커지게 된다. 오차가 커지면 임플란트에 맞게 끼워 넣을 수가 없다. 이 오차값을 치료 계획을 세울 때 미리 수정해서 치아를 만들어야만 미리 제작한 치아를 임플란트 위에 바로 연결할 수 있다. 환자 전체 턱뼈에 임플란트를 심는 데 보통 1시간이라면, 만약 오차가 크다면 환자 입을 벌리게 한 채 오차를 수정하여 치아를 맞추는 데는 하루가 꼬박 걸리기도 한다. 그래서 원데이(one-day), 즉 '하루 동안'이라는 용어가 나오게 된 것이다.

    수술 전에 미리 제작한 치아를 임플란트에 빨리 맞추어 넣는 일은 환자와 치과의사 모두에게 중요하다. 치아를 맞추는 시간이 오래 걸릴수록 환자의 고통은 커질 수밖에 없다. 의자에 누워 있는 자체가 환자에게는 스트레스다. 의사 입장에서도 체어 타임(환자가 치료 받는 시간)이 길어질수록 괴로운 건 마찬가지다. 때문에 임플란트 수술을 오차 없이 계획한 대로 치르는 것이 무엇보다 중요하다. 그래야 미리 제작된 치아가 잘 맞아 들어간다. 사실 아날로그 방법을 사용할 때는 이러한 과정 자체가 어려웠다. 하지만 디지털 시대에는 이 모든 것이 가능해졌다.

치과를 찾은 환자들이 가장 많이 경험하는 게 치아 본을 뜨는 일이다. 본을 뜨는 재료를 입 안에 넣고 굳어질 때까지 기다려야 하는데, 비위가 약한 사람들은 간혹 구토감으로 힘들어하곤 한다. 본을 뜨고 나면 본을 뜬 틀에 석고를 부어 치아 모형을 만든다. 이 모형으로 치아를 제작하는 것이다. 본이 제대로 나오지 않으면 이러한 과정을 반복해 다시 본을 떠야 한다. 그렇게 해서 끝나면 그나마 다행이다. 본을 뜨는 재료와 석고가 굳어지는 과정에서 수축과 팽창으로 인해 오차가 발생할 수도 있기 때문에 치아 모형이 나와야만 정확하게 제작이 되었는지를 알 수 있다. 만약 이 치아 모형의 정확도가 떨어지면 만든 치아가 환자에게 맞지 않게 되는 것이다. 이것이 바로 **아날로그 시스템**이다.

디지털 시스템에서는 치아 본을 뜨는 작업을 하지 않고 구강스캐너로 입 안을 스캔하여 그 영상으로 필요한 형상을 디자인한다. 3D 프린팅 또는 밀링머신을 통해 형상 그대로를 실물로 가공하기 때문에 본을 뜨는 과정과 석고모형 제작에서 발생하는 모든 단점들을 해결할 수 있다. 또한 형상을 바로 실물로 가공하는 까닭에 보철물의 정밀노가 우수할 뿐더러, 잇몸을 스캔한 영상에서 치아를 만들기 때문에 정확도가 뛰어나다.

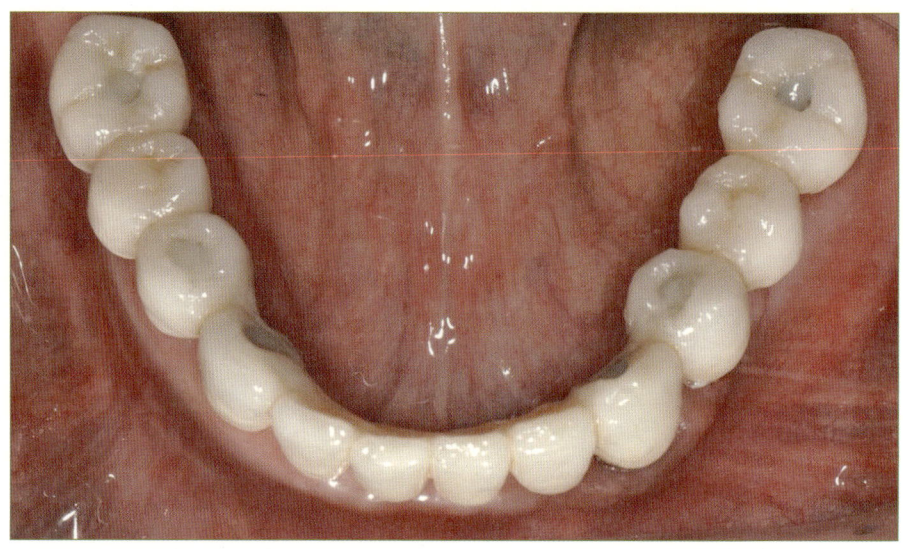

• 임플란트를 이용해 치아를 만든 모습으로, 수술 전까지 이 환자는 틀니를 사용하고 있었다. 임플란트가 치아의 중심에 위치하여 치아 모양이 잘 만들어졌다.

디지털 시스템은 아날로그 시스템에 비해
성능과 품질에 있어서 월등하게 우수하며,
정밀도에 있어서는 비교가 무색할 만큼 뛰어나다.

디지털 시스템을 이용하면 스캔한 영상을 통해 가장 적합한 임플란트 위치를 진단하고, 진단한 위치대로 임플란트를 심을 수 있는 '구강 내 장치'를 제작할 수 있다. 또한 맞춤형 지대주와 치아를 임플란트 수술 전에 미리 제작하여 임플란트를 심는 즉시 심미성과 적합성이 뛰어난 치아를 만들어 씌울 수 있다.

환자 C의 경우 디지털 시스템을 이용해 진단하고, 수술용 구강 내 장치와 상부구조물인 지대주 및 치아를 미리 제작했다. 일주일 후, 임플란트 수술이 이루어졌다. 구강 내 장치를 이용해 잇몸을 절개하지 않고 아래턱뼈에 6개의 임플란트를 심었다. 미리 제작해둔 지대주 기둥을 임플란트 위에 올리고 그 위에 12개의 치아 모양을 가진 크라운을 고정했다. 수술은 계획된 대로 진행되었고, 약 40분 만에 끝났다.

"마치 요술 같습니다. 치아가 다시 태어난 것 같아 신기하네요. 치아들이 금방 심은 것 같지가 않아요. 한 시간도 안 걸렸는데 어떻게 이가 생길 수 있죠?"

수술이 끝나고 자신의 모습을 거울로 바라보며 환자 C가 내뱉은 말이었다. 짧은 시간에 변화된 자신을 마주하게 되면 환자들은 치과의사가 마치 마법사처럼 느껴지는 모양이다. 하긴 몇 달 걸려서 지을 수 있을 거라 생각했는데 한 시간에 그림 같은 집이 지어졌다면 그런 생각이 들 법도 하다. 그러나 이것은 마법도 기적도 아니다. 오직 올바른 진단과 계획 그리고 최첨단 기술을 환자에게 정확하게 적용한 결과에 지나지 않는다.

임플란트 심고 바로 씹지 마라.

어떤 임플란트 회사는 자신들의 임플란트 제품이 초기 고정력이 매우 탁월해 언제, 어디에서나 즉시부하를 줄 수 있다고 광고한다. 즉시부하란 심자마자 임플란트가 받는 힘을 말한다. 다시 말해, 심고 바로 씹어도 임플란트가 견딜 수 있다는 말이다. 이들 회사 제품을 사용한다고 해서 곧바로 식사를 할 수 있을까? 나는 다소 회의적이다. 설령 성공했다 하더라도 그것은 임플란트 제품 때문이 아니라 성공할 수밖에 없었던 특별한 환자를 만났기 때문일 것이다.

해외에서 발표된 논문에 의하면, 우리가 매일 음식을 먹을 때 하루 평균 1,800번을 씹고, 매번 씹을 때의 저작력은 300~1,800그램 힘이다. 서양인보다 더 단단한 음식을 먹는 한국인들은 더 강한 저작력으로, 더 많이 씹는다고 추측할 수 있다.

턱뼈 속에 심는 임플란트의 고정력은
2~5킬로그램 힘이다. 임플란트의 고정력이 저작력보다
더 크지만 떨어지는 빗물이 바위를 뚫듯이
매일 1,800번 이상 충격을 주면
임플란트는 무너질 수밖에 없다.

또한 사람마다 씹는 힘이 다양하다. 그 힘이 어느 정도인지 아는 사람은 아무도 없다. 게다가 음식을 씹을 때 어떤 힘이 작용할지 정확한 예측도 불가능하다. 때문에 통제할 수 없는 하중이 임플란트에 가해졌을 때 어떤 일이 일어날지 아무도 알 수 없다. 겉으로 드러난 모습만으로 판단해 음식을 씹어대는 일은 사실 무척이나 위험한 일이다.

나는 어릴 때 마른 오징어를 불에 구워 먹는 것을 좋아했다. 턱에서 소리가 나고 입이 더 이상 벌어지지 않을 때까지 먹어댔다. 세월이 지나 어른이 되어서도 여전히 오징어에 대한 애정은 변하지 않았는데, 공교롭게도 강원도 원주에서 일을 하게 되면서 오징어를 접할 기회가 많아졌다. 나를 찾아오는 환자들 중에 고성, 속초, 강릉에 사는 분들이 많았는데, 그들은 동해의 특산물인 오징어를 선물이라며 자주 가져다주었다. 그래서 집에는 항상 오징어가 넘쳐났다. 하지만 오징어를 먹고 싶어도 이제는 그럴 수 없다. 나이를 먹으면서 나의 턱관절과 치아는 이미 약해진 것이다.

나이가 들어서도 나처럼 여전히 오징어를 좋아하는 사람들이 적지 않다. 바로 그 오징어 때문에 임플란트를 하러 오는 환자들을 보게 되는데, 대개 오징어를 먹다가 치아가 파절되어 이를 뽑은 경우다. 파절은 마른 오징어 다리를 씹을 때 강한 측방 힘이 치아에 가해지면서 일어난다.

실제로 치아도 나이를 먹는다. 나이가 들면 흰머리기 생기고 주름살이 늘어나는 것처럼 치아도 노화되어 탄력성을 잃는다. 탄력성이 떨어진 치아는 잘 파절된다. 나이가 들어 넘어지면 쉽게 골절이 일어나는 것과 같다. **임플란트 치아는 나이 든 자연치아보다 훨씬 약하다. 임플란트 치아로 마른 오징어 다리를 자르면 치아가 파**

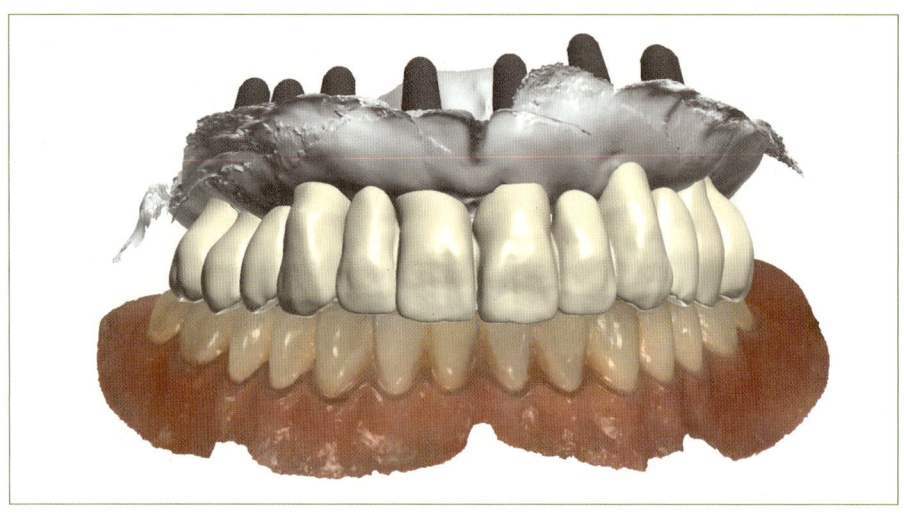

• 치아가 하나도 없는 틀니 환자의 사례로, 3차원 디지털 자료로 임플란트 치료를 계획했다. 위턱에 8개 임플란트를 위치시키고 대합치아와 잘 씹히도록 12개의 치아 모양을 만들었다.

절되든지 아니면 임플란트 전체가 흔들리게 된다. 임플란트로 치아를 하면 임플란트를 위한 식습관으로 바꾸어 임플란트의 부담을 덜어주어야 한다.

 지인 한 분이 어느 날 급하게 나를 찾았다. 사람 만나기를 좋아하고 유독 술을 좋아했던 평소의 생활습관이 결국 화를 불렀다. 앞니의 통증이 참을 수 없는 지경에까지 이르러 부득이하게 발치를 하게 된 것이다. 문제는 사회생활에 지장이 없게 가능한 빨리 해달라는 것이었고, 치과에 자주 올 만큼 시간적 여유가 없다는 것이었다.

 전통적인 수술법으로 임플란트를 심고 아날로그 방식으로 치아를 만들 경우 치과를 방문해야 하는 내원 횟수는 평균 7번이다. 첫 방문 때 검사를 받고, 두 번째 방문 때 1차 수술로 임플란트를 심고, 세 번째 방문 때 실밥을 푼다. 네 번째 방문 때 2차 수술로 임플란트를 구강 내에 노출시키고, 다섯 번째 방문 때 임플란트를 인상재로 본을 떠 여섯 번째 방문 때 상부 구조물을 맞춘 뒤 일곱 번째 방문 때 치아를 올리는 수순으로 진행된다. 2차 수술 때 봉합을 하면 방문 횟수는 더 늘어나고, 틀니 환자의 경우 방문 횟수가 더 많이 늘어난다.

반면 **디지털 시스템과 잇몸을 절개하지 않는 임플란트 수술법을 사용할 경우, 첫 방문 때 검사를 받고, 두 번째 방문 때 임플란트를 심고 임시 치아를 하고, 세 번째 방문 때 임플란트를 스캔하고, 네 번째 방문 때 최종 치아를 올린다.** 틀니 환자의 경우도 같은 과정을 거친다. 다시 말해 지금까지 개발된 기술로는 하루 만에 임플란트 치료를 끝낼 수는 없다는 것이다. 진료를 마친 지인이 말했다.

"임플란트 하는데 왜 이리 과정이 많은 거죠?"

"일곱 번 오실래요, 네 번 오실래요?"

지인에게는 시간이 아무리 없어도 최소한 네 번 치과를 방문해야 임플란트 치료를 끝낼 수 있다고 말했다. 그리고 발치한 부위가 나을 때까지 당분간 끼웠다 뺏다 할 수 있는 임시 치아를 해주었다. 하지만 이 임시 치아는 약한 재질로 만들어졌기 때문에 씹으면 손상 가능성이 높아 사용자는 세심한 주의를 기울여야 한다.

초기 실패율이 높은 수술은 하지 마라.

언제부턴가 '빨리빨리'는 한국 문화의 특징이 되었다. 한국 경제 성장의 중요한 역할을 한 것이 바로 이 '빨리빨리 문화'라고 할 수 있는데, 이런 문화가 대한민국을 세계 최고의 IT 강국으로 성장시킨 배경이 되지 않았나 싶다.

하지만 '빨리빨리 문화'에도 약점이 있다.
고품질의 상품을 생산하지 못한다는 것이다.
이와 같은 문제는 의료 분야에서도 예외 없이 나타난다.
가장 대표적이었던 의료 행위 중 하나가
환자의 치아를 뽑고, 뽑은 자리에 그 즉시
임플란트를 심는 일이었다.

일반적으로는 치아를 뽑고 3~4개월의 시간이 흐른 뒤 그 자리에 임플란트를 심는다. 그런데 치아를 뽑으면서 동시에 임플란트를 심는다니, 말 그대로 초스피드다.

많은 사람들이 치아를 뽑은 자리에 곧바로 임플란트를 심으니 간단하고 빠르고, 더 좋지 않을까 하고 막연하게 생각한다. 그래서 치과의사들은 치아를 뽑아야 하는 환자들에게 발치 즉시 심는 임플란트를 권하고, 환자 역시 당연히 그렇게 해야만 하는 것으로 받아

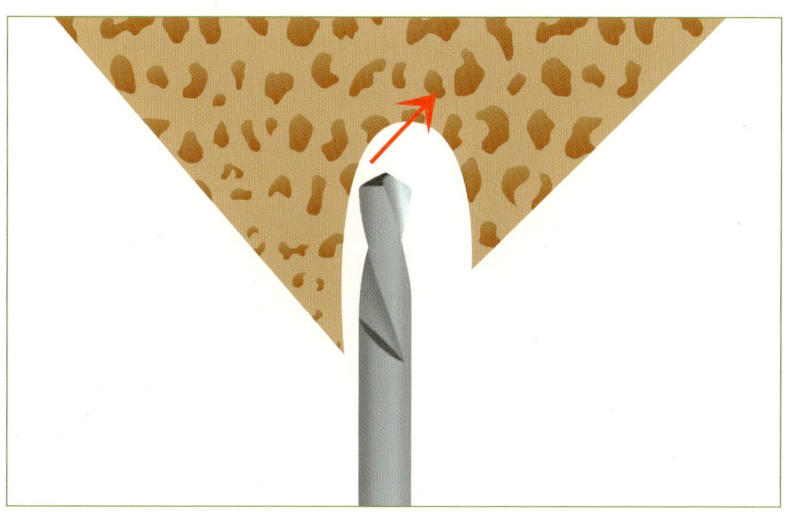

• 잇몸을 절개하고 발치 즉시 임플란트를 심는 모습이다. 뼈가 고르지 않아 임플란트를 제대로 심기가 어렵다.

들인다. 그러나 결론부터 말하자면, 발치 즉시 심는 임플란트는 결코 정답이 아니다.

2012년 덴마크 아루스 대학교에서 발치 즉시 심는 임플란트의 실패율을 조사했다. 92명의 환자가 발치 즉시 임플란트를 심었다. 그중 15명의 임플란트가 초기에 실패했고, 다시 뽑아야 했다. 실패율이 무려 16퍼센트다. 서울 강남에서 치과를 운영 중인 P원장의 말이 떠올랐다.

"발치 즉시 임플란트를 심은 10~20퍼센트의 환자, 즉 10명 중 1~2명 정도가 초기에 실패해 재수술을 했습니다."

10~20퍼센트의 실패율은 결코 낮은 수치가 아니다. 한 명의 환

자라도 고통 받지 않을 수 있도록 의사는 가장 안전한 방법으로 치료를 이끌어야 한다. 100명 중 한 명의 환자라도 실패하면 치과의사도 괴로울 수밖에 없다. 성공한 99명의 환자들이 위로가 되지 않는다. 그럼에도 불구하고 발치 즉시 심는 임플란트는 대한민국 치과에 만연해 있는 의료행위다. 무엇이든지 빠른 것이 최고라는 생각에 익숙한 환자들은 불길로 날아드는 나방처럼 발치 즉시 심는 임플란트 수술에 매달린다. 임플란트의 재수술률이 계속 증가하는 이유다.

인간의 평균 수명에 가장 큰 영향을 미치는 것은 영아사망률이다. 과거에는 영아사망률 때문에 평균 수명이 매우 낮았다. 생후 1년이 가장 큰 고비였다. 그러나 그 시기를 지나고 나면 대부분 잔병을 치르더라도 오랫동안 살았다. 임플란트에도 평균 수명과 영아사망률이 있다. 누군가는 임플란트를 30년 이상 쓰기도 하고, 누군가는 서너 달 안에 빠지기도 한다. **임플란트의 영아사망률에 해당하는 건 임플란트를 심고 1년 내에 임플란트가 빠진 초기 실패율이다. 발치 즉시 심는 임플란트의 초기 실패율이 높다는 건 이 임플란트의 평균 수명도 매우 짧다는 것을 뜻한다.** 평균 수명이 짧으면 건강수명도 짧다. 이것은 발치 즉시 심은 임플란트가 잇몸병에 걸리지 않고 건강하게 사용할 수 있는 기간이 짧다는 것이다.

발치 즉시 임플란트를 하지 마라. 일단 **임플란트를 정확하게 심기가 어렵다.** "발치하고 바로 치아가 원래 있던 위치에 임플란트를 심을 수 있습니다"라고 어떤 치과의사들은 말하겠지만, 절대 그렇지가 않다. 발치 후 즉시 임플란트를 심는 경우 발치한 자리에는 뼈가 없다. 만약 임플란트를 심는다면 그건 발치한 자리 옆의 뼈를 이용해 심는 것일 가능성이 높다. 이 경우 이상적인 치아 위치에서 벗어나 임플란트를 심게 된다.

발치된 잇몸뼈 부위는
험한 산악지대처럼 뼈 면이 비스듬하고, 경사지고,
울퉁불퉁하고, 깊게 파여 있다.
이로 인해 뼈에 구멍을 내는 드릴이
쉽게 미끄러져 드릴 오차가 생긴다.
드릴에 오차가 발생하면 심는 임플란트 위치가
틀어질 수밖에 없다.

둘째, **임플란트를 단단하게 심기가 어렵다.** 임플란트 성공에 결정적인 영향을 미치는 것이 바로 임플란트 초기 고정력 확보다. 다시 말해, 임플란트를 심을 때 흔들리지 않게 난난하게 뼈 속에 심어야 하는데, 발치한 자리에 뼈가 없으니 임플란트를 단단하게 심는 게 어려울 수밖에 없다. 뼈 속에 정확하게 구멍을 뚫기도 어려운데 임플란트 고정력 확보는 더더욱 어렵다. 지형이 편평한 곳과 지형이 가파르고 험한 곳, 어느 곳에 집을 짓는 것이 더 편하겠는가.

셋째, **감염의 위험이 높다.** 발치를 하고 즉시 임플란트를 심게 되면 발치된 뼈 속의 구멍과 임플란트의 직경이 딱 맞지 않기 때문에 뼈를 채워 넣는 뼈 이식 수술이 필요하다.

뼈 이식은 잇몸을 절개하고,
뼈에서 단단하게 붙은 뼈막을 벗겨
잇몸뼈를 노출시킨 다음, 인공 뼛가루를
발치된 뼈 속의 구멍과 임플란트 주변의
비어 있는 공간에 채워 넣고,
뼛가루가 흩어지지 않도록 차단막으로
덮는 술식이다.

종종 차단막이 임플란트 실패의 주요인이 되는데, 만두 속이 터지듯이 잇몸이 벌어지면서 차단막이 입 안으로 노출되는 경우가 있다. 이 경우 입 안에 있는 세균에 인공뼈가 감염되고, 이로 인하여 임플란트도 실패한다.

넷째, **발치가 결정된 치아는 잇몸 주위에 염증이 있고, 잇몸뼈도 세균 등에 오염되어 이미 심하게 파괴되어 있는 경우가 태반이다.** 치아는 몸의 일부로 받아들이기 어려울 정도로 변질되어 있을 것이다. 잇몸에 염증이 생겼다는 건 이미 잇몸의 자생력이 많이 약해졌음을 뜻한다. 그런 상태에서 성급하게 임플란트 수술을 감행한다면 실패하기 십상이다. **병든 치아를 제거하고 오염된 잇몸뼈 부분이 해결되지 않은 상태에서 임플란트와 인공뼈를 그 부위에 넣는다면 기존 문제를 해결하기는커녕 새로 넣은 임플란트나 인공뼈에 악영향을 끼칠 수 밖에 없다.** 따라서 우선 발치 자체가 하나의 중요한 목적이자 완결이 되는 단계가 필요하다. 물론 이런 단계를 거치지 않아도 안전할 수 있다. 하지만 안전불감증과 연관해서 우리 주변에 일어나는 대형 사고처럼 임플란트에서도 사고가 일어날 수 있다. 우리 몸의 능력이 사람에 따라 서로 차이가 나다 보니 어떤 사람은 치유 능력이 뛰어나 오염된 뼈가 있어도 부작용이 없이 잘 치유되지만, 치유 능력이 떨어진 사람은 그렇지가 않다.

마지막으로 **잇몸뼈 소실을 예측할 수 없다**는 문제가 있다. 발치하고 나면 잇몸뼈가 일정 부분 소실된다. 환자마다 다양한 양태를 보이기 때문에 발치하고 나서 잇몸뼈가 없어지는 방향과 정도를 미리 예측하기가 쉽지 않다. 태풍의 진로와 영향력을 기상학자가 정확하게 예측할 수 없는 이유는 모든 태풍이 동일하게 이동하지 않기 때문이다. 태풍이 기압, 기류, 산맥 등 여러 요소를 만나면서 크게 변하듯이, 발치하고 나서 잇몸뼈가 없어지는 방향과 정도도 환자들마다 크게 다르다. 개인에 따라 예상외로 많은 뼈가 소실되는 경우도 생긴다. 이럴 경우 발치 즉시 심은 임플란트의 금속 구조물이 시간이 지나면서 잇몸 밖으로 노출되기도 한다. 이렇게 되면 난감해질 수밖에 없다. 해결하기가 상당히 어렵기 때문이다.

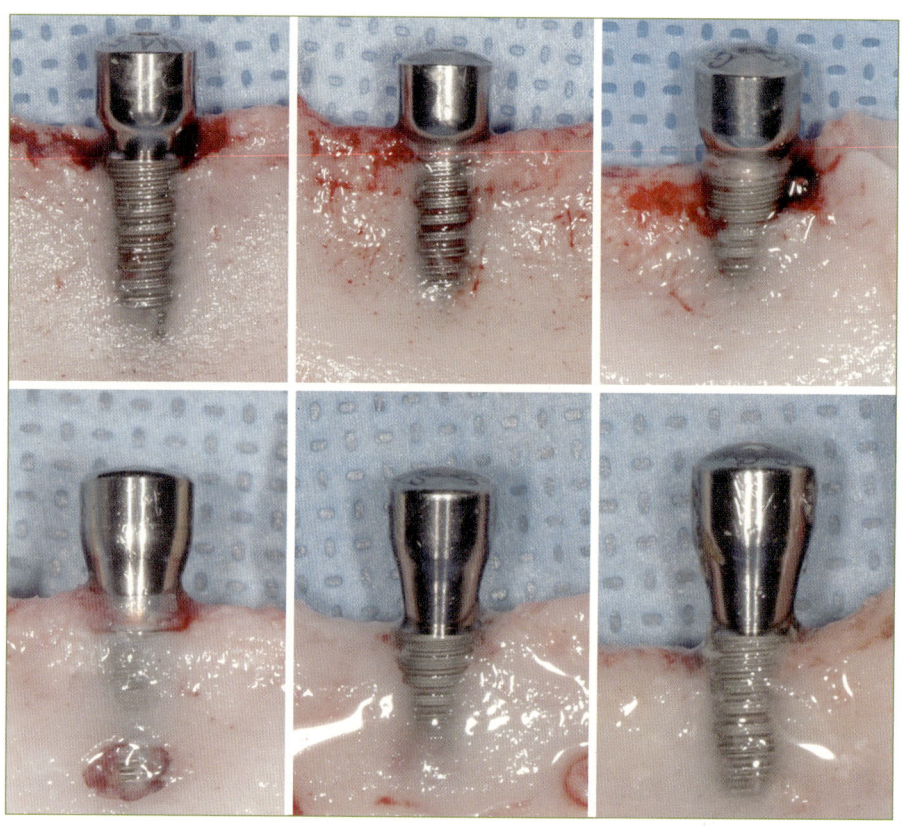

• 발치와 동시에 뼈 이식을 하고 곧바로 임플란트를 심은 뒤 3개월이 지났을 때의 조직 사진이다. 대부분의 경우 잇몸뼈가 없어지면서 임플란트 나사가 뼈 밖으로 노출되었다. 발치하고 나서 잇몸뼈가 없어지는 방향과 정도가 환자들마다 크게 달라 예측하기 어렵기 때문에 발치 이후 즉시 임플란트를 심는 방법은 나사가 뼈 밖으로 노출될 위험을 가진다.

간단히 잇몸 이식을 한다든지, 뼈 이식술을 추가적으로 시행한다던지, 임플란트 자체를 다시 제거하고 뼈 이식술 및 임플란트를 다시 심는 방법 등을 고려해 볼 수 있다. 그러나 어느 하나 정답이라고 장담하기는 어렵다. 시술을 한다 해도 다시 잇몸뼈 흡수가 일어나 시간이 경과되면 별 차이가 없는 상태가 되는 경우가 많기 때문이다. 그러므로 모든 환자에게 성공할 수 있는 가장 안전한 방법을 사용해야 한다.

다음은 40대 여자 환자 D의 사례다.

"윗니 어금니 2개를 뽑고 그 자리에 임플란트 2개를 바로 심기로 했어요. 이를 빼고 임플란트를 하는 과정에서 1개는 박았는데 나머지 하나는 구멍만 뚫고 더 진행이 안 된다고 하더라고요. 의사의 말이니 어쩔 수 없다 싶어 1개만 심었죠. 어이가 없었지만 도리가 없잖아요. 3개월이 지나고 하나 있는 임플란트를 이용해 치아를 만들려고 치과에 갔는데 본뜨는 과정에서 그 임플란트가 그냥 힘없이 빠져 버리더라고요. 치아를 한다고 들떠 있었는데, 그냥 상처만 봉합하고 돌아왔어요."

이런 환자가 재수술을 해달라며 찾아오면 참으로 안타깝다. 이 경우 먼저 임플란트를 제거하고 괴사된 조직과 뼈를 제거한 뒤 재수술을 해서 임플란트를 심어야 한다. 첫 번째 수술의 부작용으로 두 번의 수술을 더 해야 하는 상황도 견디기가 쉽지 않지만, 그렇다고 추가 수술의 결과가 좋을 거라 장담할 수도 없다.

일반적으로 외과의사는 수술한 부위를 다시 수술하는 것을 매우 힘들어한다. 아무도 칼을 대지 않은 인체는 마치 밖에서 바라보는 맑은 물속과 같다. 맑고 투명해서 환히 볼 수가 있는 것이다. 반면 한 번 수술한 부위는 마치 오염되고 혼탁해진 물속 같다. 수술 시 생긴 흉터로 조직들이 뭉쳐 있어서 제대로 된 위치를 찾기가 쉽지 않다. 임플란트 수술도 마찬가지다. 아무도 칼을 댄 흔적이 없는 잇몸의 첫 수술이 가장 성공률이 높다. 수술이 반복될수록 성공률은 당연히 낮아진다.

인공뼈 이식 유혹에 속지 마라.

"제가 여러 치과를 다니면서 나름 공부를 좀 했어요. 치아를 뽑으면 뼈가 만들어져야 할 부위에 잇몸처럼 물렁물렁한 조직이 차서 질이 좋지 않은 뼈로 채워진다던데요. 그래서 양질의 뼈가 만들어지도록 뼈 형성 유도수술(골유도재생술)을 해야 한다고 하던데, 이게 맞는 얘긴가요?"

종종 이렇게 묻는 환자들이 있다. 나는 간단하게 대답한다.

"아니요, 그렇지 않습니다."

스웨덴의 임플란트 분야 석학인 라스무슨 교수는
동물들을 대상으로 임플란트를 심은 뒤
인공뼈를 이식했다. 실험 결과, 인공뼈를 이용해
뼈를 만들 수는 있지만 이 뼈가 임플란트 안정성에는
거의 기여하지 못한다는 사실이 밝혀졌다.

내가 수행한 동물실험에서도 같은 결과가 나왔다. 인공뼈를 이용해 만든 뼈가 임플란트와 골유착을 거의 이루지 못했다. 발치 즉시 심는 임플란트 주변에 뼛가루를 채워 넣는 경우 뼈가 만들어지기는 하지만 임플란트 고정에 도움이 되는 양질의 뼈는 아니었다.

우리 몸에는 스스로 세포를 유지·관리하고, 망가진 조직을 재생시키는 자가치유 능력이 있다. **일반적으로 발치를 하고 나면 그 부위는 서서히 새로운 뼈로 채워진다. 치아를 뽑은 자리가 뼈로 채워지는 데 소요되는 기간은 3~4개월 정도다.** 만약 발치한 잇몸뼈 속으로 뼈 이식재를 채워 넣으면 뼈 이식재가 오히려 자연적인 치유를 느리게 한다. 내가 수행한 동물실험과 임상실험에서 모두 이와 같은 결과를 보였다.

개의 아래턱뼈에 2개의 구멍을 만들고 첫 번째 구멍에는 인공뼈를 채워 넣고, 두 번째 구멍에는 아무 것도 채워 넣지 않았다. 그런 다음 2개의 구멍을 차단막으로 덮어 두고 한 달을 기다린 다음 조직표본을 만들어 관찰했다. 그 결과 인공뼈를 넣은 구멍은 뼈가 완전히 차지 않았고, 인공뼈를 넣지 않은 구멍은 더 단단한 뼈로 완전히 차 있었다. 이 결과는 우리 몸이 인공뼈가 없을 때 더 빠르게, 더 단단한 뼈를 만든다는 것을 보여준다.

우리 몸은 자연 치유력으로 양질의 뼈를 만들어내는데, 이런 상황에서 굳이 뼈 이식을 한다는 것은 바람직해보이지 않는다. 우리 몸은 스스로 건강하기 위해 언제나 노력한다. 건강해지는 비결은

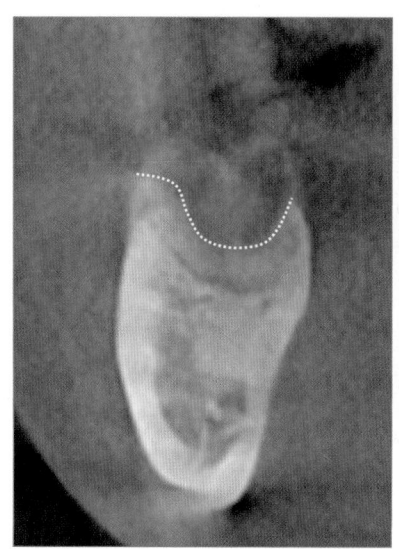 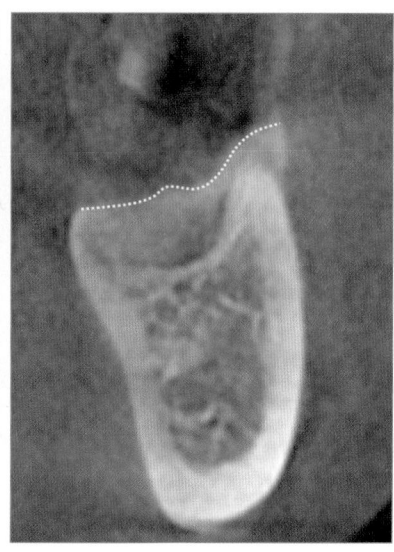

• 왼쪽은 발치 즉시 뼈 이식을 하고 한 달이 지났을 때, 오른쪽은 뼈 이식을 하지 않고 발치만 시행하고 나서 한 달이 지났을 때의 사진이다. 흰 점선은 뼈가 형성된 높이를 보여준다. 뼈 이식재를 채워 넣은 곳의 뼈 차오르는 속도가 더 느리다.

우리 몸의 본능을 방해하지 않는 것이다.

"그런데 그 많은 치과의사들은 왜 저한테 발치 즉시 심는 임플란트를 권했을까요?"

환자의 말이다. 나는 또 대답한다.

"환자분을 놓치고 싶지 않아서였겠죠, 아마도?"

"그게 무슨 뜻인가요?"

"발치만 하고 세 달을 기다린 다음에 임플란트를 하자고 하면 환자가 치과를 바꿀 수도 있지 않겠어요?"

"교수님은 고객을 많이 잃어버리셨겠네요?"

"저는 이렇게 생각합니다. 입 안에 임플란트라는 기둥을 박아서 고객을 확보하기보다 고객의 마음에 신뢰의 기둥을 박아 마음을 잡으려고 노력해야 한다고."

"어떻게 마음을 잡는데요?"

"환자들은 좋은 인공뼈를 얼마나 많이 채워 넣었는지 상관하지 않습니다. 수술이 편하고 결과가 좋기를 늘 바라시죠. 수술은 간단할수록 결과가 좋을 수밖에 없습니다. 결과가 좋으면 그분들이 다른 분들을 데리고 오십니다."

모든 일에는 과정이 있다. 과정은 보다 나은 결과를 위해 반드시 필요하다. 시멘트를 견고하게 만들기 위해서는 충분한 양생 기간이 필요하다. 그래야만 강도가 커지고 온갖 충격에도 견딜 수 있게 튼튼해진다. 잇몸뼈도 마찬가지다. 임플란트를 튼튼하게 박기 위해서는 인고의 시간이 필요하다. 발치된 잇몸뼈가 자연적으로 치유되기 전에 뼈 이식재를 채워 넣는 건 우리 몸 스스로가 만드는 것보다 못한 결과를 낳는다.

임플란트 치료는 서두르면 망친다. 환자들은 치아를 뽑으면서 바로 임플란트를 심고 바로 예쁜 치아를 가지고 싶어 한다. 치과의사도 그렇게만 된다면 좋겠다고 생각한다. 실제로 그렇게 하는 치과의사도 많다. 하지만 **치료를 하기 전 이 사실을 꼭 기억해야 한다. 우리 몸이 뼈를 만들 수 있도록 충분한 기다림의 시간이 필요하다는 사실이다. 그렇지 않으면 결과적으로 불필요한 뼈를 넣게 된다.**

IMPLANT

3

잇몸, 뼈 이식 수술의 위험

잇몸, 이식하지 마라.

〈수많은 달님(many moons)〉이라는 동화가 있다. 옛날 어느 바닷가에 위치한 왕국에 병든 어린 공주가 있었다. 공주의 소원은 달을 따 달라는 것이었다. 왕은 온 나라에 공표했다. 달을 따오는 사람한테 부와 명예를 주겠다고. 천문학자와 수학자를 포함한 모든 사람들이 달은 너무 크고 너무 먼 곳에 있어서 따오는 일이 불가능하다고 했다. 그러던 중 한 어릿광대가 자신이 달을 따오겠다고 왕을 찾아왔다. 그리고 달을 따오기 전에 공주가 생각하는 달이 어떤 달인지 궁금하다며 공주를 만나러 갔다. 공주를 만난 어릿광대가 달에 대해 물었다.

"달은 엄지손톱보다 작아. 엄지손가락을 들고 재어보면 손톱에 가려지잖아. 그리고 창밖의 나무보다 높지 않은 곳에 있을 거야. 나무 꼭대기 가지에 가릴 때도 있으니까. 그리고 항상 빛나는 걸로 봐서 틀림없이 황금으로 만들어졌을 거야."

공주의 말을 들은 어릿광대가 엄지 손톱만한 동그란 금 목걸이를 만들어주자 공주는 기뻐했고 병이 다 나았다. 하지만 왕에게는 또 다른 고민거리가 생겼다. 밤이 되면 다시 달이 떠오를 테고, 공주가 자기 목에 걸린 달이 가짜 달이라는 것을 알게 되면 다시 자리에 누울 것이 분명했기 때문이다. 왕이 고민에 빠지자 어릿광대가 다시 찾아왔다. 어릿광대가 공주를 만나 물었다.

"공주님, 달을 따다 공주님 목에 걸어드렸는데, 어떻게 하늘에 또 달이 떴을까요?"

공주가 방긋 웃으며 대답했다.

"바보, 그것도 몰라? 이가 하나 빠지면 또 새 것이 나잖아? 짐승이 뿔을 잃으면 또 새 뿔이 나잖아? 꽃을 자르면 또 새 꽃이 돋아나잖아? 달님도 마찬가지야."

치과의사들에게 임플란트 수술에 대해 물어보면 하나같이 잇몸은 새로 나오지 않기 때문에 인위적으로 잇몸을 만들어 주어야 한다고 대답한다. 치과의사가 된 지 얼마 안 되었을 때 나 역시 이를 당연하게 생각했다. **그러나 지금은 다르다. 잇몸은 얼마든지 다시 만들어질 수 있다.** 임플란트를 하러 치과에 오는 환자에게 의사들은 종종 다음과 같이 이야기한다.

"임플란트 심는 곳의 잇몸이 너무 약합니다. 단단한 잇몸을 임플란트 주위에 옮겨 심어야 임플란트가 건강하게 유지됩니다."

"임플란트 주위에 약한 잇몸이 있으면 상처가 잘 생기고 염증이 쉽게 생겨 잇몸이 자주 붓게 되고 피가 납니다. 이러한 증상이 반복되면 임플란트 나사산이 노출되어 위험합니다. 그래서 잇몸 이식을 해서 임플란트 주위에 단단한 잇몸을 만들어야 합니다."

"뼈는 두툼한데 잇몸이 너무 약해서 잇몸 이식이 필요합니다."

임플란트를 하러 치과를 찾으면 진찰이 끝난 뒤 많은 치과의사가

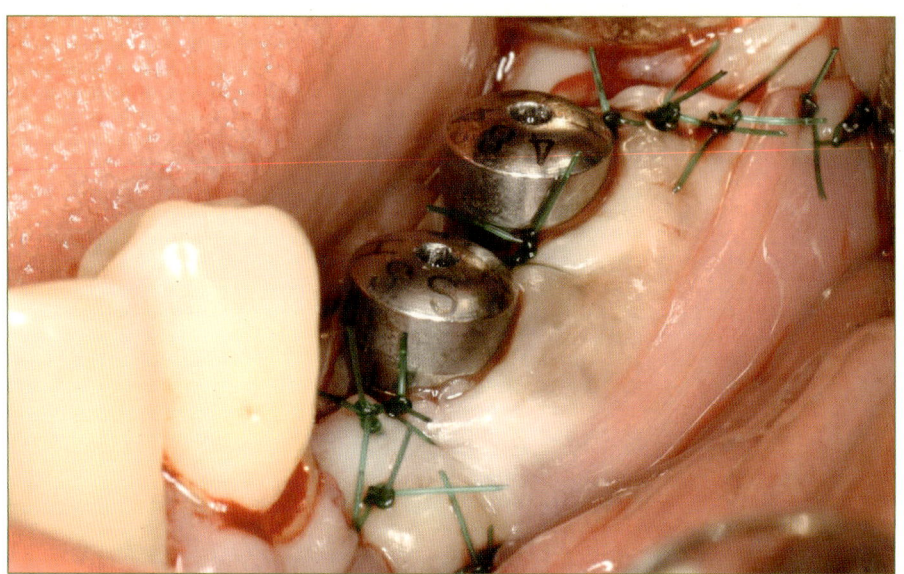

• 임플란트 주위에 단단한 잇몸을 만들기 위해 잇몸 이식 수술을 한 모습이다. 잇몸을 절개하고 뼈에서 뼈막을 벗겨 임플란트를 심은 다음, 단단한 잇몸을 임플란트 주위에 위치시키고 상처를 꿰맨다.

임플란트를 하는 데 '왜 잇몸이 부족한지'를 자세하게 설명해 준다. 이런 설명을 듣고 난 환자들은 '친절한' 의사선생님이라며 고마워한다. 그리고 치과의사가 권하는 대로 잇몸 이식 수술을 받는다. 사실 이런 설명을 듣고서 하지 않겠다고 거절할 수 있는 용기를 가진 사람이 몇이나 될까.

입 안에는 두 가지 종류의 잇몸이 있다. 단단한 잇몸과 단단하지 않은 잇몸. 단단한 잇몸은 입천장 쪽과 치아 주변에 단단하게 부착되어 있어 치과에서는 '부착치은'이라고 한다. 반면 단단하지 않은 잇몸은 약간 움직임이 있는 잇몸이다. 잇몸 색깔도 약간 다르다. 모두 분홍색이지만 단단한 잇몸은 약간 흰색 빛이 돌고, 연한 잇몸은 더 붉은 빛이 난다.

**잇몸 이식 수술은 잔디를 옮겨 심듯이
단단한 잇몸을 옆에서 옮겨 오거나
입천장에서 단단한 잇몸을 채취해 옮겨 심는 수술이다.**

이 수술은 대부분 임플란트를 심으면서 동시에 진행된다. 수술은 잇몸절개를 통해서 이루어진다. 즉 잇몸을 절개하고, 뼈에서 뼈막을 벗기고, 잇몸뼈를 노출시키고, 임플란트를 심은 다음, 단단한 잇몸을 임플란트 주위에 이식하고 벌어진 상처를 꿰맨다.

단단한 잇몸에 대한 믿음을 버려라.

치과의사들은 임플란트 주변을 단단한 잇몸이 감싸고 있어야 임플란트를 건강하게 유지할 수 있다고 철석같이 믿고 있다. 그들의 판단에는 다음과 같은 이유가 있다.
첫째, 잇몸이 단단해야 칫솔이 닿아도 상처가 생기지 않아 임플란트를 잘 관리할 수 있다.
둘째, 잇몸이 단단해야 잇몸이 임플란트에 단단하게 붙어 세균의 침투로부터 임플란트를 보호할 수 있다.

셋째, 치태나 치석이 임플란트에 끼어도 잇몸이 단단해야만 이들로부터 임플란트를 보호할 수 있다.

이를 위해 필요한 단단한 잇몸의 양은 의사에 따라 다르지만, 최소 3~4밀리미터 이상이 되어야 한다고 주장한다.

단단한 잇몸에 대한 치과의사들의 믿음은
사실 맹목적이라 할 수 있다. 나 역시 마찬가지였다.
하지만 임플란트를 심은 수많은 환자를 지켜보면서
잇몸 이식 수술이 단지 환자의 잇몸을
고통스럽게 할 뿐이라는 걸 깨닫게 되었다.
그때 이후로 나는 잇몸 이식을 하지 않은 채
임플란트를 시술해 왔다.

벌써 10년 이상이 흘렀다. 하지만 내가 시술한 임플란트들은 여전히 건강한 상태를 유지하고 있다. 그들 모두가 단단한 잇몸을 갖고 있어서였을까? 그렇지 않다. 잇몸과 임플란트는 내 경험상 큰 관계가 없었다.

단단한 잇몸이 꼭 필요하다고 결론을 내기 위해서는 단단한 잇몸이 있는 실험군과 단단한 잇몸이 없는 대조군에 동일한 방법으로 동일한 임플란트를 시술하고 장기간에 걸쳐 확인하는 임상 검사가 반드시 필요하다. 사람에 따라 개인차가 워낙 커서 아주 많은 환자들을 대상으로 검사를 해야만 한다.

2006년 미국 미시간 대학교에서 한 가지 실험을 했다. 69명의 환자에게 339개의 동일한 임플란트를 동일한 방법으로 심었다. 단단한 잇몸이 있는 곳에도 심고 단단한 잇몸이 없는 곳에도 심었다. 단 잇몸 이식 수술은 단 한 명의 환자에게도 시행하지 않았다. 이들 환자들을 3년 동안 추적 조사한 결과 단단한 잇몸이 있으나 없으나 관계없이, 결과는 모두 같았다. 단단한 잇몸과 임플란트의 성공 사이에 아무런 관계가 없었던 것이다.

1987년 스웨덴의 벤스롬 교수가 진행한 실험도 있다. 26명의 환자가 실험 대상이었는데, 모두 단단한 잇몸이 없었다. 이들에게 잇몸 이식을 하지 않고 임플란트를 심은 후 5년 동안 추적 조사를 실시했다. 결과는 단단한 잇몸이 없어도 잇몸이 건강하게 유지될 수 있다는 것이었다. **벤스롬 교수는 자신의 연구결과와 기존 논문에 실은 내용을 종합해 2012년 유럽임플란트학회에서 발표했다. 여기에서 그는 임플란트의 건강을 위해서 단단한 잇몸이 꼭 필요한 것이 아니라는 사실을 다시 한 번 강조했다. 이러한 실험 결과가 우리에게 시사하는 바가 무엇일까? 결과적으로 잇몸 이식 수술은 하지 않아도 된다는 것이다.**

치아를 상실하게 되면 치아를 유지했던 구조물인 잇몸과 잇몸뼈가 어느 정도 없어질 수밖에 없다. 이때 치아 주변에 있었던 단단한 잇몸부터 없어지는데, 소위 잇몸이 주저앉게 되는 것이다. '이가 없으면 잇몸으로 산다'는 말이 있는데, 이때 잇몸이 단단한지 연한지는 개의치 않는다. 그런데 유독 임플란트를 하러 치과를 찾아가면 치과의사들은 임플란트를 심는 부위에 단단한 잇몸이 없거나 부족하다고 말한다. 그런데 이건 당연한 말이다. 단단한 잇몸이 부족할 수밖에 없기 때문이다. 발치를 하고 나면 단단한 잇몸이 대부분 없어진다. 따라서 임플란트 주변에 3~4밀리미터 정도의 단단한 잇몸을 가질 사람은 거의 없다.

**치과의사들을 상대로 강의를 하면서
가장 많이 받는 질문 중 하나는
자신들의 경험상 잇몸 이식을 하지 않고는
임플란트를 할 수 없는 환자들이 많은데,
그런 환자들에게도 잇몸을 절개하지 않고
임플란트가 가능한가 하는 것이다.**

이런 유형의 치과의사들은 임플란트 주위에 단단한 잇몸이 반드시 있어야 한다고 믿는다. 나는 그들에게 단단한 잇몸이 없더라도 잇몸 절개를 하지 말라고 권한다. 혹시라도 수술 후 잇몸에 문제가 발생하면 그때 가서 잇몸 이식 수술을 해도 늦지 않다. 나 역시 10여 년 전부터 이런 생각을 바탕으로 잇몸 이식을 하지 않고 임플란트를 심기 시작했다. 하지만 지금까지 추가적인 잇몸 이식 수술이 필요했던 경우는 단 한 건도 없었다.

연한 잇몸이 쉽게 상처를 입기 때문에 잇몸 이식 수술이 꼭 필요하다고 말하는 의사들도 있다. 하지만 약한 잇몸으로도 상처 없이 건강한 치아 상태를 유지하는 사람들은 얼마든지 있다. **구강은 신체의 외부와 내부를 연결하는 첫 관문이고, 잇몸은 외부에서 들어오는 음식물의 자극으로부터 가장 먼저 영향을 받으면서 살아왔다. 오랜 세월동안 온갖 자극이나 질병을 견디며 단련되어 왔기 때문에 약한 잇몸이라도 생각만큼 약하지 않다.**

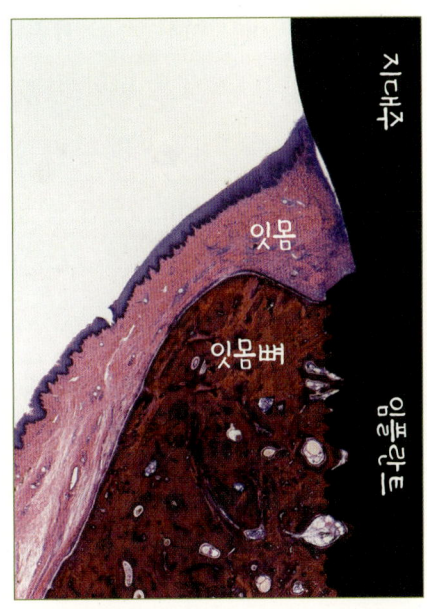

• 잇몸 이식을 하지 않고, 잇몸도 절개하지 않고 한 임플란트 수술의 조직 사진이다. 잇몸과 임플란트의 부착이 잘 일어났고 잇몸뼈 역시 임플란트와 잘 부착되어 있다.

또 잇몸이 단단하지 않으면 임플란트와 잇몸 사이에 부착이 일어나지 않는다고 생각하는 치과의사들이 있다. 개인적으로 임플란트와 잇몸의 부착은 잇몸의 성질에 달려 있지 않고, 임플란트와 잇몸이 처음 어떻게 만나느냐가 중요하다고 생각한다. 임플란트와 잇몸이 처음 만나는 순간이 바로 임플란트 수술을 할 때다. 첫 만남의 순간, 사실 첫 만남의 중요성은 아무리 강조해도 지나치지 않는다. 첫 만남이 좋으면 다음 만남도 이어질 수 있지만, 첫 만남이 별로라면 다음 만남은 꿈도 못 꾼다. **임플란트와 잇몸이 처음 만나는 순간이 임플란트 수술 때이다. 만약 잇몸 이식 수술을 한다면 절개되고 뼈에서 벗겨져 상처투성이가 된 잇몸이 임플란트와 만나게 된다. 만남 자체가 상처투성이가 된다.** 그건 양쪽 모두에게 너무나 힘들고 가혹한 일이다. 반면에 잇몸 이식을 하지 않고 잇몸 절개 없는 임플란트 수술을 한다면 **잇몸과 임플란트는 마치 오랫동안 친하게 지내온 연인처럼 만난다.** 만난 모습을 보면 처음 만난 것처럼 보이지 않는다. 심은 임플란트 주변에 상처가 없어서 금방 심은 것처럼 보이지 않기 때문이다. 이러한 임플란트와 잇몸의 만남이 둘 사이에 더 단단한 부착을 만드는 것은 당연한 결과다.

잇몸과 치아 사이의 틈을 치주낭이라고 한다. 이 치주낭이 깊어지면 풍치가 생긴다. 동물실험을 통해 잇몸 이식을 한 경우와 잇몸 이식을 하지 않은 경우를 비교했는데, 잇몸 이식을 한 경우 치주낭이 더 깊어지는 결과가 나왔다. 동시에 치주낭의 깊이가 임플란트에 어떤 영향을 미치는지를 관찰했고, 그 결과 치주낭의 깊이가 깊어질수록 임플란트에 잇몸병이 더 잘 생기고 잇몸뼈 역시 더 소실된다는 것을 알 수 있었다. 잇몸뼈 소실과 잇몸병은 결국 임플란트의 건강에 큰 영향을 미치게 된다. 즉 잇몸 이식을 하지 않고 심은 임플란트가 더 건강한 잇몸 상태를 갖는 것을 알 수 있었다.

잇몸의 자생력은 생각보다 강하다.

　　잇몸 절개 없는 임플란트 수술을 10년 넘게 해오면서 발견한 가장 놀라운 사실 중 하나는 '잇몸의 형태가 변한다'는 것이었다. 잇몸 이식 수술을 하지 않고 잇몸 절개 없이 임플란트를 심은 환자들을 10여 년 간 추적 조사한 결과, 시간이 지나면서 단단한 잇몸이 임플란트 주위에 새롭게 형성되는 것이 관찰되었다. 마치 부드러운 주먹이 반복적인 훈련으로 단단한 주먹으로 만들어지듯 연한 잇몸이 단단한 잇몸으로 변화된 것이다.
　　단단한 잇몸이 만들어지는 기전은 상피의 특성에 근거한다. 비각화성 상피는 일반적으로 자극을 받으면 각화성 상피로 변하는 특성이 있다.

연한 잇몸에 임플란트가 심어지게 되고 치아가 만들어져
저작기능을 담당하게 되면 잇몸은 더 큰 자극을 받게 된다.
이러한 자극을 매일 받게 되면 연한 잇몸은
이 자극을 감당할 수 있도록 서서히 단단한 잇몸으로 변화된다.
이것이 바로 우리 몸이 갖고 있는 놀라운 자생력이다.

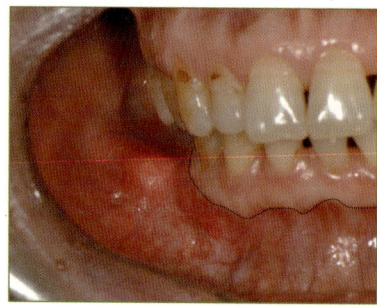 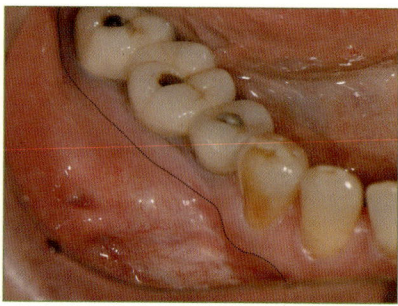

• 왼쪽은 임플란트를 심기 전의 모습으로 심는 부위에 단단한 잇몸이 없다. 오른쪽은 단단한 잇몸을 이식하지 않고 임플란트를 심은 지 5년 후의 모습인데, 임플란트 주위에 단단한 잇몸이 새롭게 형성되어 있다. 검은 점선은 단단한 잇몸이 있는 경계선이다. 연한 잇몸에 임플란트가 심어지고 치아가 만들어져 저작기능을 담당하게 되면 잇몸은 자극을 매일 받으면서 단단한 잇몸으로 변화된다.

    기계는 어느 한 부분이 말썽이 나면 새 부품으로 갈아 끼우거나 교정하거나 잘라내서 고치면 그만이다. 그러나 사람의 몸은 부분과 부분, 부분과 전체가 매우 긴밀하게 연결되어 있고, 문제를 치유할 수 있는 자생력을 갖고 있다. 인체에 존재하는 모든 장기도 나름의 자생력을 갖추고 있다. 위장이나 소장에 이상이 생기면 구토나 설사를 통해 오염된 균을 배출하거나 눈에 작은 티라도 들어가면 눈물을 흘리게 해 씻어내는 것도 인체의 자생력이 하는 일이다. 찢겨진 상처를 아물게 하기 위해 피부와 근육 세포들이 서로 당기며 붙으려 하는 것도 자생력의 일환이다.

자생력이 강할수록 스스로 병을 치유하는 힘이 강해지고,
약해질수록 치료를 해도 쉽게 낫지 않는다.
임플란트를 심을 때 자생력을 키우는 수술법을
적용해야 하는 이유가 바로 이것이다.

이러한 잇몸의 특성을 감안하면 환자의 잇몸 이식 수술은 의미가 없게 된다. 단단한 잇몸을 만드는 인위적인 치료의 개입이 오히려 잇몸 스스로 해결해내는 자생력을 파괴해 잇몸을 더 망치기 때문이다. 긁어 부스럼이라는 단어가 어울리는 상황이다. 꽃이 진 후 다시 새로운 꽃을 피우기 위해서는 충분한 영양분과 세월의 풍파를 견디는 인내가 필요하다. 그렇지 못하면 꽃을 피울 수 없다. 마찬가지로 단단한 잇몸이 만들어지기 위해서는 자생력을 가진 잇몸과 자극, 기다림이 필요하다.

패러다임은 과학이라는 영역에서의 이론적인 틀을 의미한다. 이제까지 임플란트에서의 패러다임은 임플란트가 중심에 있었다. 다시 말해 임플란트를 위해 주변 조직, 특히 잇몸은 희생되어도 당연하다고 여겼다. 하지만 이 패러다임은 임플란트를 정확하게 심기 위한 양호한 조건을 제공해주기는 하지만 임플란트 주변 조직의 치유를 위한 최적의 조건을 제공하지는 못했다. 따라서 앞으로는 임플란트 주변 조직, 즉 잇몸 중심의 패러다임으로 변화되어야 한다.

잇몸 중심의 패러다임에서는 임플란트보다 심는 부위 부근의 잇

몸 보호를 우선적으로 고려함으로써 시술 후 임플란트 주변 뼈와 잇몸을 위한 좋은 환경을 제공해준다. 지금은 임플란트 표면처리기술이 워낙 발달해서 임플란트에 신경을 쓰지 않아도 된다. 중요한 건 잇몸을 절개함으로써 자생력을 떨어뜨리지 않는 것이다.

뼈 이식 수술은 위험하다.

의사들은 시간이 지날수록 환자를 치료하는 자신만의 시스템을 갖게 되고 이후 관성에 따라 치료를 하는 경향이 있다. 나는 구강악안면외과를 전공한 탓에 턱뼈가 부러진 환자들을 많이 보았는데, 턱뼈가 부러지는 양상은 그야말로 다양하다. 뼈가 부러졌음에도 부러진 뼈들의 위치가 변함없는 경우도 있고, 여러 조각으로 부러져서 제 위치를 찾을 수 없는 경우도 있다. 전자의 경우 부러진 뼈들의 움직임에 따라 수술 여부를 결정하지만, 후자의 경우 수술은 필수다. 뼈가 위치 이동을 하지 않았을 경우 간혹 그냥 두면 시간이 지나면서 저절로 뼈가 붙기도 한다. 그런데 '**턱뼈가 부러지면 수술을 해야 한다**'는 관성이 붙은 의사라면, 어떤 경우에도 수술을 하게 된다. 수술을 하지 않아도 되는 환자임에도 말이다. 그리고 수술을 함으로써 부러진 뼈를 확실하게 고정한 것이라고 스스로를 합리화한다. 불필요한 수술로 인해 환자가 겪은 신체적·경제적 고통을 외면한 채 말이다.

임플란트를 시술 받은 환자를 대상으로 실시한 한 연구조사에서 2명 중 1명꼴로 임플란트 주위에 뼈 이식을 시행했다는 결과가 나왔다. 그만큼 뼈 이식 수술이 일반화되고 있다는 반증이다. 정말 뼈 이식이 필요한 걸까?

나의 경험에 비추어 봤을 때, 다른 치과에서 "임플란트를 심기 위해 뼈 이식이 꼭 필요합니다"라는 말을 듣고 나를 찾아오는 환자들의 뼈를 분석해보면 뼈 이식이 필요하지 않은 경우가 많았다.

내가 직접 시행했던 뼈 이식 환자에 대한 실태 조사 역시 그러한 사실을 검증해준다.

치과의사들이 뼈 이식을 시행한
100명의 환자 CT 자료를 받아서 분석을 했는데,
전체 환자 중 약 90퍼센트가 뼈 이식 수술이
필요하지 않는데도 뼈 이식을 한 것으로 나타났다.
다시 말해 90퍼센트에 해당하는 환자가
뼈 이식 수술을 하지 않고,
잇몸 절개 없는 수술 방법으로도 얼마든지
임플란트를 심을 수 있었다는 것이다.

그러나 뼈 이식 수술을 시행한 치과의사들은 "임플란트를 심기 위해서 꼭 필요한 과정이었다"라는 말로 강변한다. 과연 그들의 주장은 진실일까?

　우리는 하나의 사실에 대한 관점의 차이가 사람에 따라 얼마나 큰지 많이 경험한다. 의료행위에서라고 예외가 아니다. '뼈 이식이 꼭 필요한 경우'도 치료 계획을 세우는 치과의사의 관점에 따라 얼마든지 달라질 수 있다. 동일한 환자를 놓고 치과의사에 따라 뼈 이식에 대한 견해가 전혀 다를 수 있는 것이다.

　치과의사가 임플란트 주위에 많은 양의 뼈가 있어야 한다고 믿으면 임플란트를 심는 대부분의 환자들이 뼈를 이식해야 하는 것이고, 그 반대의 믿음을 갖고 있는 의사라면 환자들에게 뼈 이식을 권하지 않을 것이다. 물론 의료적으로 뼈 이식이 필요할 때도 있다.

　첫째, 극심한 뼈의 소실로 인해 턱뼈가 심하게 부족해 턱뼈 속에 임플란트를 심을 수 없거나 심어도 뼈가 임플란트를 단단히 잡아 주지 못하는 경우다. 임플란트의 크기는 다양하다. 폭이 3밀리미터에서부터 7~8밀리미터, 길이도 5밀리미터에서부터 17~18밀리미터까지 다양하다. 환자의 턱뼈 형태도 마찬가지다. 윗부분이 좁아도 아랫부분에 넓은 턱뼈가 있기도 하다. 턱뼈의 크기와 모양에 맞추어 적당한 크기의 임플란트를 사용하면 굳이 뼈를 이식하지 않더라도 저작력에 견딜 수 있는 임플란트를 심을 수 있다. 임플란트를 심을 수 없을 정도로 뼈가 심하게 부족한 경우는 드물다.

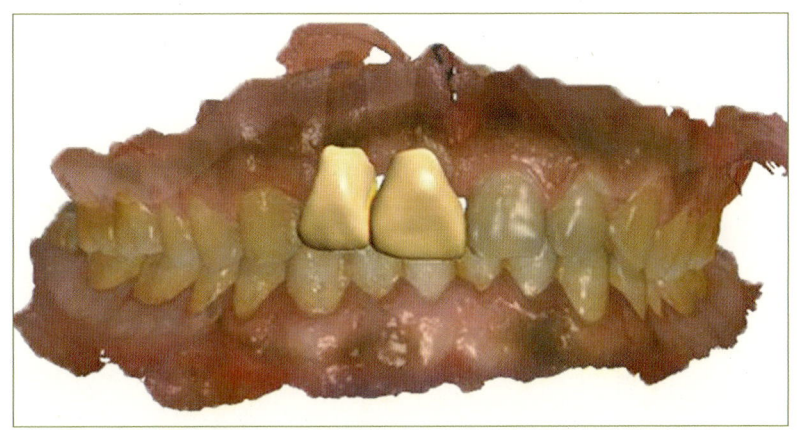

• 윗니 앞니 부위에 잇몸 틀이 너무 내려앉아 있어서 치아 모양이 길게 만들어졌다. 이런 치아 모양을 환자가 원하지 않는다면 내려앉은 잇몸을 높이기 위해서 뼈 이식 수술이 필요하다.

치과의사들마다 임플란트를 심는 실력이 같을 수는 없다.
실력 있는 치과의사는 뼈의 폭이 좁아도 심을 수 있지만,
그렇지 않은 의사는 뼈의 폭이 넓어야 한다.
임플란트 수술에 있어서 과녁은 뼈이고 총알은 임플란트다.
표적이 작아도 명중시키는 실력이면 턱뼈의 폭이 좁아도
뼈 이식 없이 임플란트를 심을 수 있다.
반면 실력이 없으면 표적이 커야 한다.
표적을 키우는 방법이 바로 뼈 이식 수술인 것이다.

둘째, 심미적으로 예민한 앞니 부위에 잇몸 틀이 너무 내려앉은 경우 치아 모양이 길게 만들어지게 된다. 이 치아 모양을 환자가 원

하지 않는다면, 뼈 이식을 할 수밖에 없다. 잇몸 틀이 내려앉았다는 것 자체가 뼈 이식 수술의 근거가 되는 건 아니다. 결국 의사에 따라 수술을 한다는 것인데, 이런 경우 환자는 뼈 이식 수술 후 발생될 수 있는 부작용을 알아야 한다.

앞에서 열거한 특별한 두 경우를 제외하고는 사실상 뼈 이식 수술을 받을 필요가 없다. 혹 임플란트를 하기 전에 치과의사들로부터 뼈 이식 수술이 필요하다는 말을 듣는다면 적극적으로 자신의 상태를 확인해보는 것이 좋다. '믿는 자는 구원을 얻는다'라는 말이 있지만, 의료 행위에 대해서만큼은 믿지 말고 합리적으로 생각하는 것이 굉장히 중요하다. 치아를 빼고 나면 뼈가 일부 소실되면서 턱뼈가 좁아진다. 턱뼈가 좁아지니까 당연히 뼈를 이식하고 임플란트를 심어야 한다고 오해하기가 쉽다. 하지만 단순한 오해라는 걸 잊지 마라.

자연에 순응하라.

계속 강조해왔지만 뼈 이식 임플란트란 잇몸뼈가 부족한 경우 뼈 이식을 통해 잇몸뼈를 충분히 확보한 뒤 임플란트를 심는 방법이다. 뼈를 이식하는 수술은 일단 잇몸을 절개한 뒤 뼈에서 단단하게 붙은 뼈막을 벗긴다. 그리고 나서 잇몸뼈를 노출시켜 인공 뼛가루를 잇몸뼈 위에 채워 올리고 가루가 흩어지지 않도록 차단막으로 덮은 뒤 벌어진 상처를 다시 꿰맨다.

　뼈막이 뼈에서 벗겨지는 과정에서 혈관이 잘리고 뼈와 뼈막 모두 상처를 받을 수 있는데, 상처는 흉터를 만들고, 그 흉터는 영원히 남게 된다. 모든 흉터에는 혈관이 적고 혈류순환이 원활하지 못해서 임플란트 건강에도 영향을 미친다.

　서양에서는 200여 년 전만 해도 결핵에 걸리면 환자들의 피를 뽑는 치료를 했다. 사혈이라고 하는데, 정맥에서 피를 뽑으면 결핵을 치료할 수 있다는 생각에 피를 한 종발씩 뽑았던 것이다. 그러던 어느 날 프랑스 의사 루이는 이 방법에 의문을 품었고, 입원한 결핵 환자들을 대상으로 피를 뽑은 사람과 뽑지 않은 사람의 경과를 비교했다. 그 결과 양쪽에서 비교할만한 큰 차이가 없었다는 사실을 알게 되었고, 이를 공표했다. 이로 인해 루이는 많은 의사들로부터 비난을 받았지만 대중들은 사혈이 효과가 없음을 비로소 알게 되었다. 결과적으로 이 치료법은 사라졌다.

　나도 치과의사가 되고 나서 10년 넘도록 임플란트를 심으면서 뼈 이식을 했다. 그러나 10여 년이 지난 그 후부터는 거의 뼈 이식을 하지 않았다. 하지만 뼈 이식을 하지 않은 임플란트들이 더 건강한 상태를 유지하고 있다는 것이 관찰되었고, 다음과 같은 결론을 내리게 되었다.

소수의 환자를 제외하고는
뼈 이식의 효과가 없다.

이렇게 말하면 뼈 이식을 시행하는 치과의사들이 자신들의 치료 방법을 모독한다고 나를 비난하겠지만 데이터와 자료에 근거한 객관적 사실을 부정할 수는 없을 것이다.

살아가면서 자기 건강을 해치는 것을 몸속에 넣고 싶은 사람은 아무도 없다. 꼭 필요하다고 해서 넣은 뼈 이식 재료들이 오히려 임플란트 건강을 해칠 수 있다는 사실을 많은 사람들은 모르고 있다. 이유가 무엇이든 뼈 이식 수술로 인해 잇몸뼈가 더 튼튼해지고 임플란트 수명이 길어진다면 아무 문제가 없다. 그러나 큰돈을 들여 수술을 했는데도 염증과 같은 부작용이나 후유증으로 고통을 받는 환자들이 의외로 많다. 더 심각한 것은 그 숫자가 계속 늘고 있다는 사실이다.

한 연구에 따르면, 뼈 이식 임플란트 후 부작용 발생률은 30퍼센트에 달했다. 주원인은 뼛가루가 흩어지지 않도록 사용하는 차단막이다. 잇몸이 벌어지면서 차단막이 입 안으로 노출되면 입 안에 있는 세균으로 인해 인공뼈가 감염되고 결과적으로 임플란트가 실패하게 된다.

물론 경험이 많고 실력 있는 치과의사가 뼈를 이식한 모든 수술에서 성공했다고 말할 수도 있다. 나는 이 경우 실력도 중요했겠지

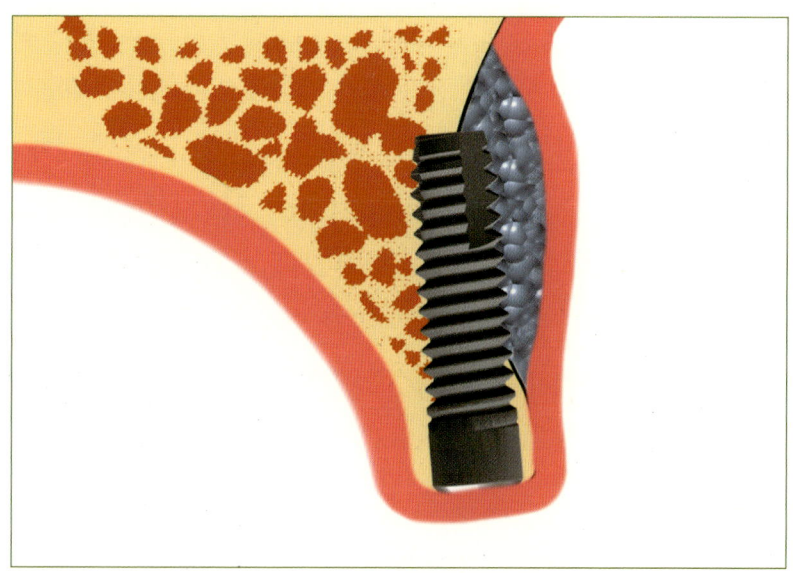

• 뼈 이식 수술을 시행하는 모습. 잇몸을 절개하고, 뼈에서 뼈막을 벗겨 잇몸뼈를 노출시킨다. 인공 뼛가루를 잇몸뼈 위에 채워 올리고 가루가 흩어지지 않도록 차단막으로 덮는다.

만 어느 정도 운도 따랐을 거라고 생각한다. 완벽하게 안전한 수술법이 아니라면 언젠가 실패할 수도 있는 것이다. 100명 중 몇 명의 환자에서 실패하게 되면 치과의사는 괴롭다. 훨씬 많은 환자의 수술을 성공시켰다는 것이 위로가 되지 않는다.

　수학에서는 문제의 답이 확실하게 정해져 있지만 사람의 몸에서 일어나는 일은 그렇지 않다. 결핵균이 몸에 들어와도 사람마다 서로 다른 반응을 보일 수 있다. 어떤 사람은 감기처럼 슬쩍 앓고 지나가기도 하고, 어떤 사람은 열이 나고 가래도 끓고, 기침하다가 피를 토하고 몸이 마르는 사람도 있고, 극단적인 경우 사망에 이르기도 한다.

사람마다 유전자가 다르고, 저항력이 다르고, 사는 환경도 다르다. 이처럼 사람의 몸은 매우 다양해서 수식처럼 일반화 할 수 없다. 따라서 수술은 간단한 방법으로 가장 안전하게 해야 한다.

임플란트 수술 전문가인 P의사에게는 다른 치과에서 잘못된 진료를 받고 찾아오는 환자들이 많다. 그는 나에게 이렇게 말한다.

"자연에 순응해야지, 수술로 억지로 뼈를 만들려니 문제가 생길 수 밖에 없지요."

인위적인 것은 자연스러운 것을 따라갈 수가 없다.

임플란트 수술도 지나치게 인위적인 것을 찾다 보면 그 피해는 고스란히 환자가 떠맡게 된다. 나도 P의사처럼 특별히 뼈가 부족하지 않으면 뼈 이식 수술을 권하지 않는다. 임플란트 수술에서 뼈 이식을 하지 않으면 염증이 일어날 확률이 확실히 적어지기 때문이다. 아무리 의학이 발전했다고 해도 수술 자체는 결코 자연스러운 행위가 아니다.

환자는 또 하나의 가족이다.

많은 치과의사들이 뼈를 이식해야만 임플란트를 심을 수 있다고 말하는 이유가 뭘까? 많은 이유가 있겠지만 나는 대한민국의 의료 현실이 한몫하고 있다고 생각한다. **현재 대한민국 의료 시스템은 행위별 수가제도로, 수술이든 검사든 행위의 양이 늘어날 때마다**

수익이 늘어나는 구조다. 때문에 의사들은 항상 과잉진료의 유혹에 노출되어 있다. 특히 임플란트 수가가 하락하면서 의사들은 더 많은 환자들을 보아야 하고 더 많은 진료 행위를 해야 살아남을 수 있는 생존경쟁의 늪에 빠져 있다. 치과의사가 치료 방법을 결정할 때, 특정 시술이 환자에게 어떤 도움이 될까를 고민하면서 얼마의 이익이 남을 것인지에 대한 생각도 함께 할 수밖에 없다는 것이다. 또 다른 원인은 보험회사다. 언젠가 한 환자가 이렇게 말했다.

"교수님, 부탁이 있는데, 임플란트 할 때 꼭 뼈 이식을 해주세요. 개인적으로 가입한 생명보험이 있는데 임플란트 수술은 수술비가 나오지 않는답니다. 그런데 뼈 이식을 하면 수술비가 나온대요."

돈을 준다는데 누가 마다하겠는가.

언젠가 치과의사 K로부터 전화를 받았다.

"안녕하세요, 처음 인사드립니다, 최 교수님."

"네, 안녕하세요. 반갑습니다."

"다름이 아니라 교수님께서 쓰신 책을 읽고 궁금한 점이 있어서 전화를 드렸습니다. 사실 제 막내딸이 선천적으로 윗니 측절치 2개가 결손되어 치열이 고르지 않아 제가 치아 교정을 해주었습니다."

"예, 그러셨군요."

"그런데 치아 교정이 마무리된 상태에서 마지막으로 결손된 치아 부위에 임플란트를 심어 치아를 해야 하는데 뼈가 너무 좁습니다.

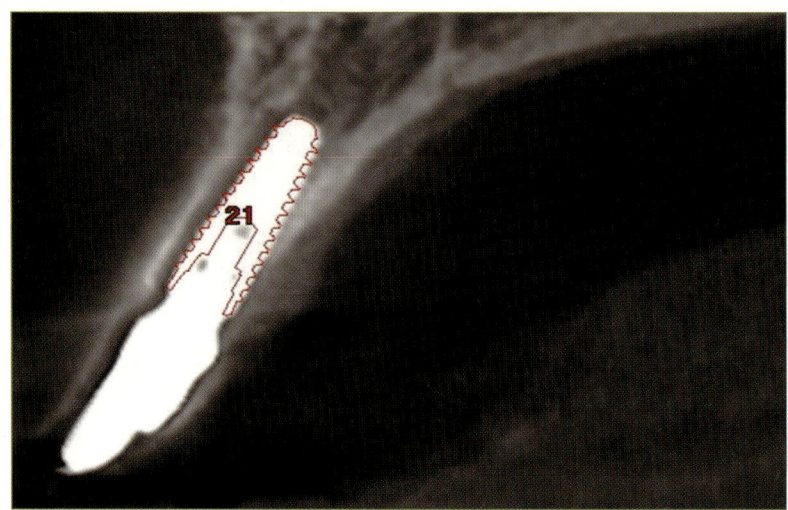

• 뼈의 폭이 좁지만 뼈 이식 수술을 하지 않고 윗니 앞니 부위에 임플란트를 심은 모습으로, 7년이 지난 지금도 잘 사용하고 있다.

저도 임플란트를 오랫동안 심어왔지만 이건 너무 어렵습니다. 잇몸을 째고 뼈 이식을 하자니 또 내키지가 않고."

"이해합니다."

"얼마 전 최 교수님이 쓰신 책을 읽어 보게 되었습니다. 저희 딸처럼 뼈의 폭이 좁은 경우에도 잇몸을 절개하지 않고 임플란트를 심을 수 있을까요?"

잇몸을 절개하지 않는 임플란트에 관한 개념을 담은 『Flapless Implantology』라는 책을 출간하면서 어느 정도 예상은 했다. 이 책을 읽는 대부분의 치과의사들은 잇몸을 절개하고 임플란트를 심어왔을 것이다. K의사는 내가 쓴 책을 읽고 나서 딸의 임플란트 문제의 해답을 찾은 것 같았다.

며칠 후 K의사가 딸과 함께 나를 찾아왔다. 딸의 치아 상태는 한눈에 보기에도 교정이 잘 되어 있어 임플란트로 결손된 상악 양측 측절치를 회복시키면 금상첨화가 될 것 같았다. 우선 정확한 진단을 위해서 위아래 치아의 이미지를 구강스캐너로 찍고, CT 촬영을 해 보니 치아가 결손된 부위의 뼈는 마치 좁고 긴 도로 같았다. 하지만 그 위로 안전하게 운전만 할 수 있다면 목적지에 성공적으로 도달할 수 있었다.

"잇몸을 째지 않고 임플란트를 심을 수 있습니다."

내가 말하자 K의사가 놀라 되물었다.

"정말 그게 가능한가요?"

"하지만 워낙 뼈가 좁아서 약간의 오차라도 발생하면 뼈가 천공될 위험이 있습니다. 만약 천공되면 뼈 이식 수술을 해야 합니다. 우선 뼈 이식을 하지 않고 심어 보도록 하죠."

좁은 뼈에서는 작은 오차도 결과를 크게 바꿀 수 있다.
다행히 수술은 성공적으로 이루어졌다.
세 달 후 K의사가 직접 딸에게 치아를 씌워주는 것으로
치료는 마무리가 되었다. K의사는 자신도 앞으로는 내가 했던
방식과 동일하게 임플란트 치료를 할 거라고 약속했다.
얼마나 고맙고 기쁜 말인가.

나는 세상 모든 환자들이 잇몸을 절개하지 않고 임플란트 시술을 받기를, 세상 모든 치과의사들이 잇몸을 절개하지 않고 임플란트를 시술하기를 바란다.

공자의 제자가 스승에게 물었다.
"평생 동안 지켜야 할 덕이 있다면 그것이 무엇입니까?"
공자가 대답했다.
"그것은 바로 서(恕)라는 것이다."
서(恕)란 자기가 원하지 않는 것은 남에게도 하지 않는 것을 뜻한다. 자기가 상처를 받고 싶지 않으면 상대방에게도 상처를 주지 말아야 한다. 모든 환자를 나의 가족처럼 대하고 치료해야 하는 것, 지극한 애정과 정성으로 환자를 대하는 것이 의사가 지녀야 할 가장 기본적인 덕목이라고 나는 생각한다.

4

상악동 뼈 이식 수술의 위험

상악동 뼈 이식 수술이란?

아마도 '상악동'이라는 단어가 생소할 것이다. 상악동은 눈 아래쪽, 코 옆쪽 그리고 윗니 어금니 위쪽에 있는 빈 공간으로 턱뼈 속에 위치하고 있다. 계란 껍질 안쪽에 하얀 막이 벽을 감싸고 있는 것처럼 상악동의 벽 역시 막으로 덮여 있는데, 치과에서는 이를 '상악동막'이라고 한다.

호흡하는 공기의 압력이 커질수록 이 상악동의 크기도 커진다.

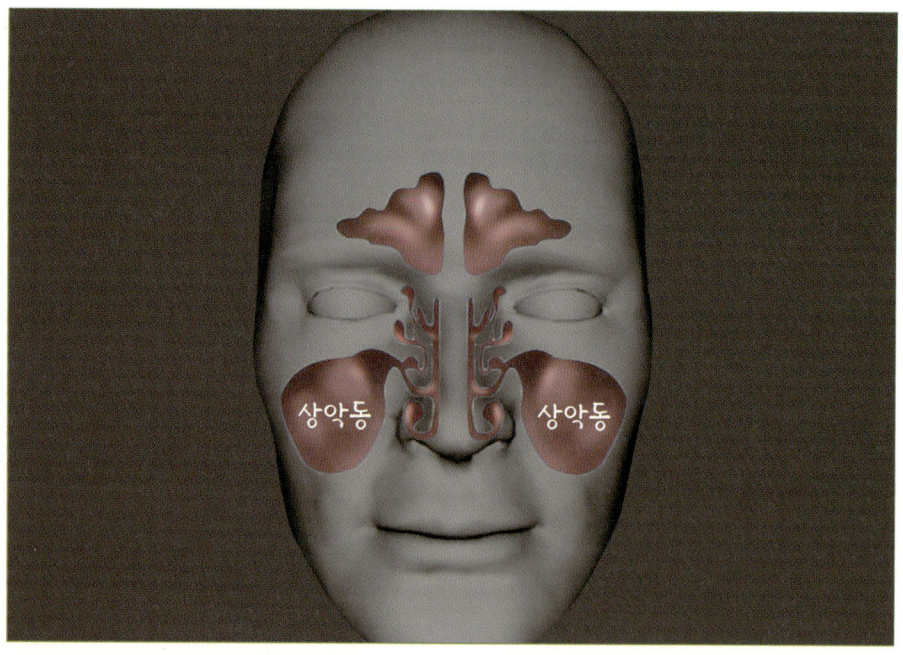

• 얼굴 양쪽 코 옆으로 상악동이 위치한다.

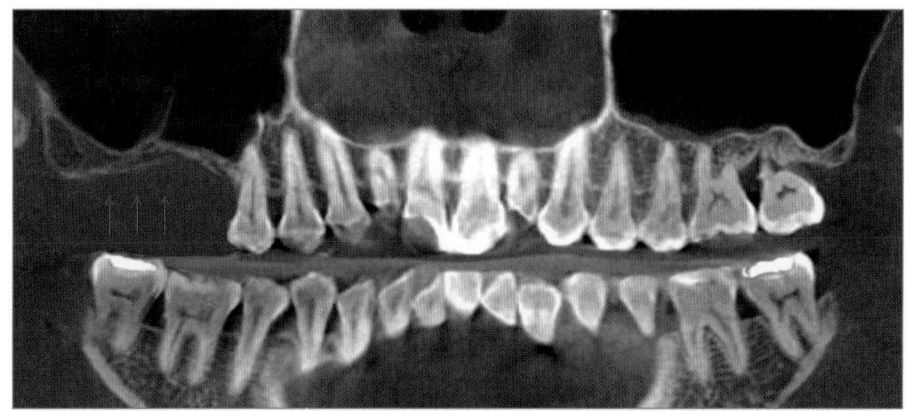

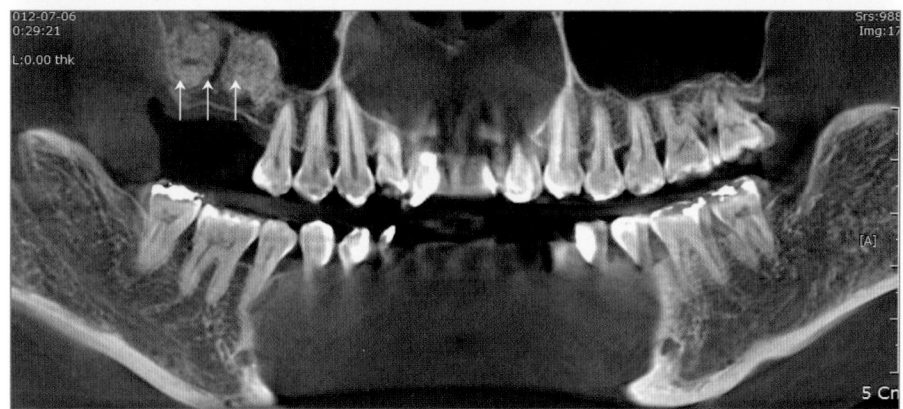

• 위 사진은 상악동 뼈 이식 전 모습으로 상악동 아래 잇몸뼈가 매우 얇다(붉은색 화살표). 아래 사진은 상악동 내에 뼈를 이식한 후의 모습이다(흰색 화살표).

단적인 예로 일반인보다 마라톤 선수의 상악동이 훨씬 클 수밖에 없는데, 호흡을 할수록 풍선이 부풀어 오르듯 상악동의 공간도 커지기 때문이다. 이 공간이 커질수록 상대적으로 상악동 아래에 있는 잇몸뼈가 작아지게 된다. 때문에 나이가 들어 윗쪽 어금니를 뽑고 임플란트를 할 때 가장 방해가 되는 것이 바로 이 상악동이다.

상악동 바닥을 덮고 있는 상악동막을 바닥에서 들어 올리고 그 막 밑에 뼈를 이식해서 그 속으로 임플란트를 심는 수술법이 바로 상악동 뼈 이식이다. 이 수술의 성패를 결정하는 건 막이 바닥에서 찢어지지 않고 올려졌는가 혹은 아닌가이다. 막이 찢어지거나 틈이 생기면 임플란트와 이식한 뼈가 코와 서로 통하게 된다. 이렇게 되면 임플란트와 뼈는 공기 중에 노출되고 온갖 세균에 의해 감염된다. 난공불락의 상악동막이 임플란트와 이식한 뼈를 보호해야 수술이 성공할 수 있다.

25년 전 나는 독일에서 유학생활을 하면서
세계 최고의 임플란트 수술법을 배웠다.
그리고 한국에 돌아와 독일에서 배운 방법으로 수술을 했다.
그 무렵 상악동 뼈 이식 수술은 실력 있는
몇몇 구강악안면외과의사만 할 수 있는 위험한 수술이었다.

그 당시에는 외과의사의 실력을 가늠하는 기준을 메스로 크게 절개하느냐, 아니면 작게 절개하느냐에 두었다. 메스로 크게 절개할수록 실력 있는 의사로 평가 받았다. 물론 지금은 상황이 정반대가 되었지만, 그땐 그랬다. 그 무렵 나 역시 상악동 뼈 이식 수술을 크게 절개하여 수술하는 것에 전혀 거부감이 없었다. 입 안뿐만 아니라 심지어 엉덩이에도 메스를 서슴지 않고 댔다.

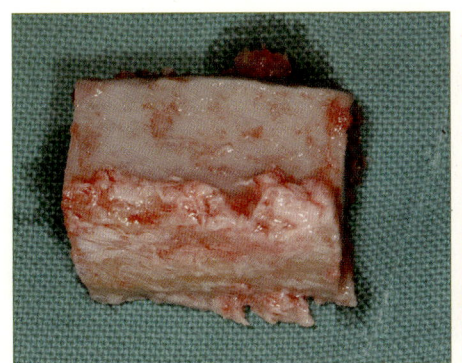 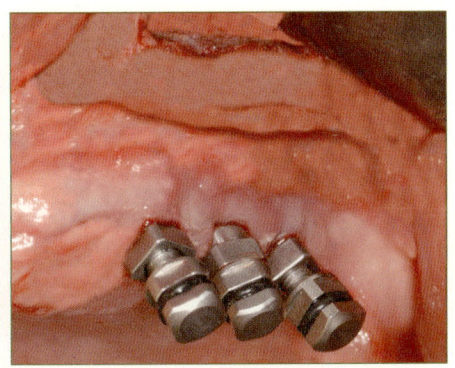

• 왼쪽 사진은 엉덩이에서 채취한 뼈의 모습이고, 오른쪽 사진은 엉덩이뼈를 상악동으로 옮겨 넣고 그 뼈 속으로 임플란트를 심은 모습이다.

환자를 전신마취 시킨 상태에서 엉덩이에서 뼈를 채취해 상악동으로 옮겨 심고 그 뼈 속으로 임플란트를 심는 것이다. 이 수술을 위해 환자는 며칠 동안 병원에 입원해야 했다. 수술 후 엉덩이에는 흉터가 남았고, 얼마 동안은 걷지도 못했다. 얼굴은 붓고 멍들었고, 임플란트를 심은 부위뿐만 아니라 뼈를 채취한 엉덩이에서도 극심한 통증을 겪어야 했다. 그러나 그 당시 나는 환자가 받는 고통이 당연한 거라고 생각했고, 환자 역시 이러한 수술의 정당성을 의심하지 않고 받아들였다. 하지만 지금은 임플란트를 하기 위해 이와 같은 큰 수술을 하는 사람은 아무도 없다.

내가 20년 동안 해왔던 상악동 뼈 이식 수술법 중에는 혜성처럼 나타났다가 유성처럼 사라진 방법이 많다. 대표적인 것이 앞에서

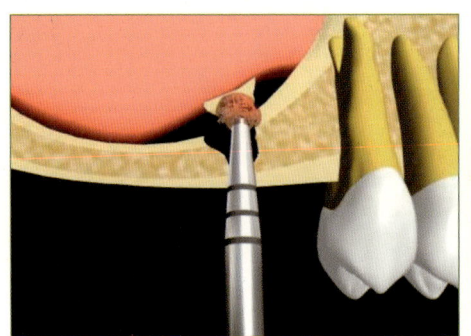
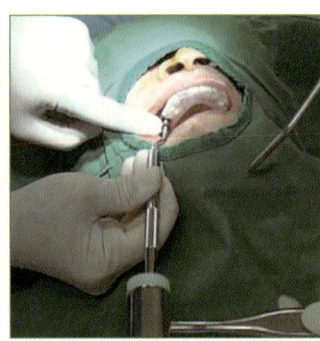

• 치조정을 통한 방법으로, 치조정의 뼈를 망치로 부러뜨리면서 밀어 올린다.

설명한 엉덩이뼈를 이식하는 상악동 뼈 이식 수술법이다. 이 방법은 1980년대에서 1990년대까지 유행했는데, 엉덩이에서 엄지손가락 크기의 뼈를 채취해 형태를 다듬어 상악동 내에 넣고 임플란트를 심었다. 상악동이라는 큰 동굴 속에 엄지손가락 크기의 뼈를 넣기 위해서는 동굴로 들어가기 위한 입구를 만들어야 했는데, 이 입구를 충분히 키워야만 채취한 뼈를 넣을 수 있었다. 입구는 코나 눈, 치아 쪽에 만들 수 없다. 만들 수 있는 유일한 부위는 눈, 코, 치아의 중간 부위, 즉 눈 아래, 코 옆, 치아 위에 자리하고 있는, 치과에서 '상악동 측벽'이라 부르는 곳이다. 이 측벽을 통해서 상악동으로 뼈를 넣는 방법을 '측방 접근법'이라고 하는데, 지금은 누구도 엉덩이뼈를 이용한 이 방법을 쓰지 않는다.

  1990년대 후반 인공뼈가 개발되면서부터는 엉덩이뼈 대신에 인공뼈를 이식하는 상악동 측방 접근법이 유행하기 시작했다.

2000년대 초반 미국 펜실베이니아의 치과의사 서머가
치조정을 통한 방법을 제시했다.
측방이 아닌 잇몸 꼭대기뼈(치조정)를 통해
상악동으로의 뼈 이식이 가능한 방법이었는데,
발표되자마자 많은 치과의사가
이 방법을 사용할 정도로 선풍적이었다.

    이 방법을 '치조정 접근법' 또는 '수직 접근법'이라고 한다.
    치조정을 통해 상악동 바닥 가까이까지 드릴을 이용해 뼈를 삭제한 다음, 남은 뼈를 망치로 부러뜨리면서 밀어 올리는 방법이다. 하지만 뼈 골절로 생기는 날카로운 뼛조각에 의해 상악동막이 찢어질 수 있었고, 망치로 턱을 두드려야 해서 환자가 겪는 후유증이 컸다. 대표적인 증상이 수술 후 두통이나 현기증인데, 현장에서는 아직도 이 방법을 사용하는 치과의사들이 많다.

최소한의 수술을 선택하라.

    어느 날 의과대학에 있는 노교수께서 치과를 찾아오셨다. 양쪽 윗니 어금니가 모두 빠진 상태로 틀니를 오래 사용해왔는데 번거롭고 이런 저런 문제도 많아 아예 임플란트를 하고 싶어 하셨다. 방사선 사진을 촬영해 검사를 해보니, 윗니 어금니 부위에 있는 잇몸뼈가 너무 얇았고, 상악동 아래에 있는 뼈는 마치 종잇장 같았다. 나는 노교수께 임플란트를 심기 위해서는 엉덩이뼈를 이용한 상악동 뼈 이식이 필요하다는 걸 알리고, 전반적인 수술 과정에 대해 설명했다. 꽤 큰 수술이기 때문에 전신마취가 필요하고, 며칠간 입원도 해야 했다. 3주 후 수술을 위해 오후 늦게 입원하러 오신 노교수께 나는 다시 한 번 수술에 대해 구체적으로 설명을 했다. 설명을 다 듣고 난 후 노교수는 수술을 거부하며 병원을 나섰다. 노교수는 수술이 무섭다고 말했다. 수많은 환자들에게 상악동 뼈 이식 수술을 했지만, 수술 약속을 잡고 입원까지 했다가 수술을 취소한 경우는 그분뿐이었다. 하지만 내게는 그 일이 무척이나 충격이었다. 환자들이 그 수술법을 얼마나 두려워하는지를 그제야 깨달았다. 메스로 수술하는 것에 익숙해져서 정작 환자의 마음을 살피지 못했던 것이다. 그 일을 계기로 나는 더 간단한 수술을 개발하기로 결심했다.

살아가면서 수술을 받아야 하는 상황이 닥쳤을 때
결정해야 할 중대한 사항들이 꽤 많다.
'수술을 정말 받아야 하는 걸까?', '입원을 해야 하나?',
'이 검사를 할까, 저 검사를 할까?'
일반인들은 갈팡질팡할 수밖에 없다.
의사들은 자신이 환자가 되었을 때 어떤 선택을 할까?
대부분 의사들은 검사도 덜 받고, 수술도 덜 받는 걸 선택한다.

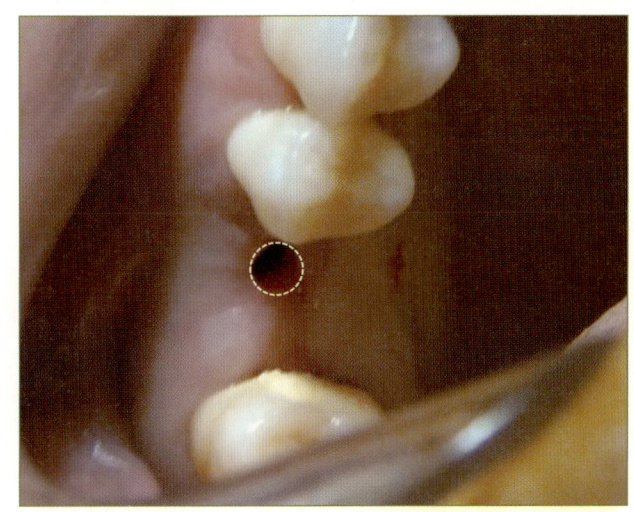

• 치조정 접근 방식으로 상악동 뼈 이식 수술을 하기 위해 3밀리미터 크기의 작은 구멍을 잇몸에 만든 모습이다.

굳이 비유하자면 손님들에게 매일 기름진 진수성찬을 차려내는 일급 요리사가 정작 자신은 풀만 먹고 사는 것과 같다고나 할까. 이유가 뭘까? 왜 의사들은 환자들에게 권유하는 수술을 자신을 위해서는 선택하지 않을까?

의사들은 의료가 양날의 칼과 같아서 질병을 치유할 수도 있고 동시에 악화시킬 수도 있다는 사실을 잘 알고 있다. 그래서 웬만한 검사나 치료에 섣불리 몸을 맡기지 않는다. 또 일반인들은 아픈 것을 참지 않지만, 의사들은 참으면서 저절로 낫기를 기다린다. 그리고 무엇보다도 의사들은 자신들을 위해 최소한의 수술을 선택한다. 그래서 나는 의사 자신도 아무 거리낌 없이 선택할 수 있는 수술법을 개발하고 싶었다.

상악동 뼈 이식 수술은 쉽고 간단해야 했고, 수술 후 합병증이 없어야 한다고 생각했다. 이러한 목표를 성취하기 위해 잇몸을 절개하지 않고, 치조정 쪽으로 접근해 뼈를 이식하는 방법을 개발해야 했고, 그에 해당하는 실험을 진행했다. 실험 초기에는 너무 허황한 꿈에 매달리는 건 아닌가 하는 불안감에 시달렸다. 잇몸뼈에 만든 3밀리미터 크기의 작은 구멍을 통해서 상악동 내로 뼈를 이식하는 작업을 수도 없이 시도했다. 3밀리미터는 임플란트를 심을 수 있는 최소한의 구멍 크기다. 치조정 잇몸에 만든 3밀리미터 크기의 구멍을 통해 상악동이라는 공간으로 들어가는 건 마치 장님이 지팡이에 의지해 좁은 동굴 내부를 통과해 엄청나게 큰 천연동굴로 들어가는 것과 비슷했다. 동굴이 워낙 좁고 깊다 보니 눈으로 보면서 상악동으로 접근하는 건 거의 불가능했고, 손의 감각으로 접근하려고 하면 상악동막이 찢어졌다.

**상악동 수술의 유일한 방법은 사람의 눈과 감각에
의존하지 않고 정밀한 도구를 통한 수술이어야 한다고
결론 내렸다.**

그때부터 나는 상악동 뼈 이식을 성공적으로 시행할 수 있는 안전도 높은 수술 도구 개발에 착수했다. 개발할 도구의 핵심적인 기술은 상악동막을 찢지 않고 상악동 바닥 뼈에서 올릴 수 있는지 확

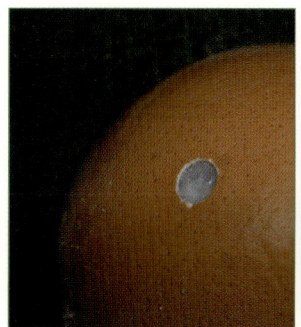 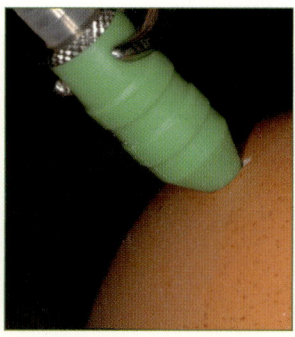 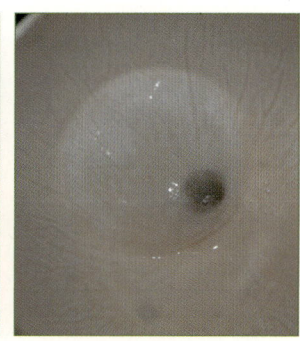

- 단단한 계란 껍질에 작은 구멍을 뚫어(왼쪽) 구멍 속으로 물을 주사기로 밀어 넣었다(가운데). 물의 힘으로 계란 껍질 안쪽을 덮고 있는 하얀 막이 껍질 벽에서 분리되어 우산처럼 올라갔다(오른쪽).

인할 수 있어야 했다. 상악동막은 얇은 종잇장처럼 연약하면서도 뼈에 단단히 부착되어 있어서 어떻게 찢지 않고 올릴 수 있는가가 관건이었다.

노자는 『도덕경』에서 침이 마르도록 물을 칭송한다. '물의 약함이 강한 것을 누르고 물의 부드러움이 단단한 것을 이긴다', '물은 어느 곳이든지 흘러가지 않는 곳이 없다', '천하에 물보다 더 부드럽고 약한 것은 없다. 그러나 억세고 강한 것을 치는 데 능히 물보다 나은 것은 없다.' 해답은 물에 있다고 확신했다. **이론상으로는 부드럽고 약한 물을 상악동 쪽으로 밀어 넣으면 물이 상악동 구석구석으로 흘러들어가서 풍선을 불듯이 단단하게 붙은 연한 막을 상처내지 않고 올려줄 거라 생각했다.**

일단 실험대상으로 계란을 이용하기로 했다. 30개의 계란을 치과 드릴을 사용해 반으로 잘랐다. 그러면 60번의 실험을 할 수 있

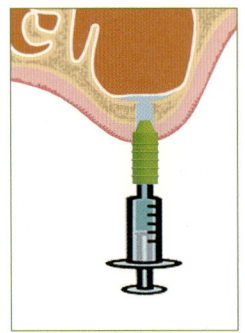 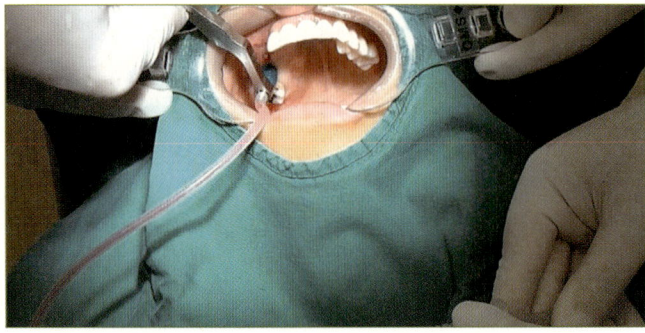

• 치조정 접근 방식으로 상악동 뼈 이식 수술을 하기 위해 잇몸에 만든 작은 입구를 통해서 상악동 내로 1밀리리터 물을 주사기로 집어넣어 상악동막을 올린다. 집어넣은 물은 다시 주사기로 빼낸다. 넣은 물이 다 빠져 나오면 막이 온전한 것이고, 그렇지 않으면 막에 손상이 생긴 것을 의미했다.

다. 계란마다 막의 두께가 다르고 막이 껍질에 붙어 있는 정도도 다르다. 어떤 계란은 막이 두꺼우면서 약하게 껍질에 붙어 있는 반면, 어떤 계란은 막이 매우 얇으면서 단단하게 붙어 있기도 하다. 사람의 상악동막도 이와 마찬가지로 다양한 형태로 뼈에 붙어 있다. 어떠한 계란에서도 성공해야 어떤 사람에서도 성공할 수 있는 일말의 가능성이 있다고 생각했다.

먼저 계란 껍질에 작은 구멍을 뚫고 주사기로 물을 서서히 밀어 넣었다. 서서히 강해지는 압력이 손에서 느껴지더니 어느 순간 막혔던 둑이 터지듯 훅 밀려들어갔다.
동시에 계란 껍질 안쪽을 덮고 있는 하얀 막이 껍질 벽에서 분리되어 우산처럼 올라갔다. 60개 모두에서 성공했다.

충분히 가능성이 있었다. 상악동 쪽으로 물을 넣을 수 있는 기구만 개발한다면 물을 사용해 상악동막을 올릴 수 있을 것 같았다.

상악동 뼈 이식을 성공적으로 시행할 수 있는 안전도 높은 수술 도구 개발의 두 번째 핵심적인 기술은 상악동 바닥 뼈에서 분리되어 올라간 상악동막이 찢어지지 않았는지 확인하는 것이었다. 상악동막이 뼈에서 분리되면서 막이 찢어지는 경우가 발생할 수 있기 때문에 막을 올린 다음 막이 찢어졌는지 확인하는 과정이 반드시 필요했다. 이는 앞에서 언급했듯이 수술 후 합병증을 막는 데 매우 중요하다. 나는 구멍 난 곳이 없어야만 풍선에 넣은 물을 그대로 다시 뽑아낼 수 있는 원리를 이용했다. 상악동 안으로 1밀리리터의 물을 주사기를 이용해 집어넣은 후 다시 그 물을 주사기로 빼낼 수만 있다면 검증이 가능했다. 1밀리리터의 물이 손실 없이 모두 빠져나오면 막이 온전한 것이고, 그렇지 않으면 막에 손상이 생겼다는 걸 알 수 있을 것이다. 상악동막은 풍선과 성질이 비슷해 이 방법은 매우 효과적이었다. 아주 조그만 구멍도 이 방법을 이용하면 찾아낼 수 있었다. 그렇지 않으면 막에 손상이 있는지 육안으로 확인해야 하는데 보이지 않는 곳을 확인할 수는 없는 노릇이다. 하는 수 없이 치과의사들은 구멍의 존재 유무를 알아채지 못한 채 뼈 이식재를 넣고 수술을 감행했다. 이런 경우 백퍼센트 상악동염이 발생하게 된다.

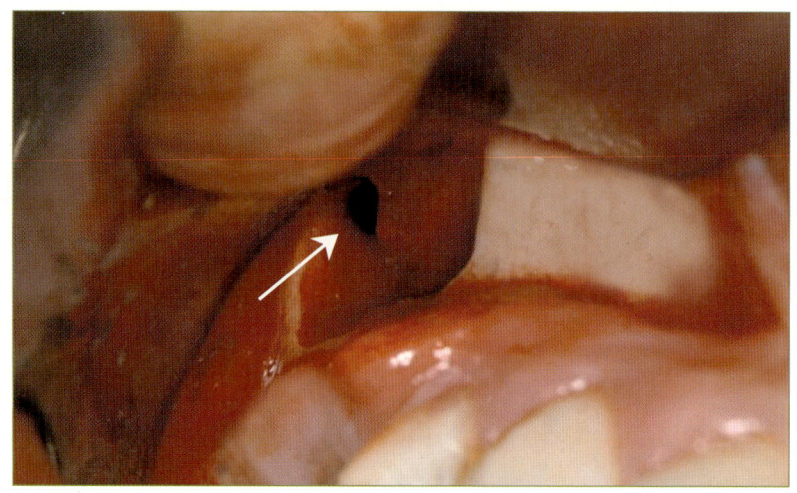

• 상악동 내에 뼈를 이식하기 위해 측방접근 방식으로 수술하는 도중 상악동막을 분리하는 과정에서 막이 찢어졌다(화살표).

50대 후반의 E는 잔뜩 찡그린 표정으로 진료실로 들어 왔다.

"한 달 전에 윗니 어금니 부위에 임플란트를 세 개 심었습니다. 무슨 뼈인지 모르지만 뼈 이식도 했어요. 아무튼 시술하고 며칠 동안 엄청나게 얼굴이 붓고 통증도 심해 무척 고생했어요. 멍까지 들어서 사람 만나는 것도 힘들었고요. 만나는 사람마다 누구랑 싸웠냐고 물어대니. 난처한 경우가 한두 번이 아니었어요. 그런데 시술받고 한 달쯤 지났나. 코에서 고름 냄새가 나기 시작하고, 목 뒤로 가래 같은 것이 자꾸 넘어가고, 편두통이 시작되었어요. 치과에 갔더니 의사가 상악동에 염증이 생겼다며 심었던 임플란트 세 개를 모두 뽑아야 한다더라고요. 도저히 믿음이 안 가서 여기저기 치과를 찾다가 여기를 오게 되었습니다."

일단 입 안 상태를 관찰하고 방사선 사진을 찍어 상악동 내의 상태를 검사했다. 반대측 상악동은 멀쩡했는데 수술한 부위의 상악동은 염증으로 가득했다. 상악동 공간에는 뼈 이식 재료가 산재해 있었고 임플란트도 움직임이 있었다. 시술한 치과의사 말대로 임플란트를 모두 제거하고 상악동 내에 있는 뼈 이식재와 염증 조직을 제거해야 했다.

이 환자의 경우, 상악동 내에 뼈를 이식하기 위해 측방접근 방식이 사용됐다. 상악동 측벽을 절개한 뒤 뼈막을 뼈에서 벗겨 올리는 수술 방식이기 때문에 수술 후 붓고 멍들고 통증이 뒤따르게 된다. 그리고 상악동막을 바닥에서 분리하여 올리는 과정에서 막이 찢어

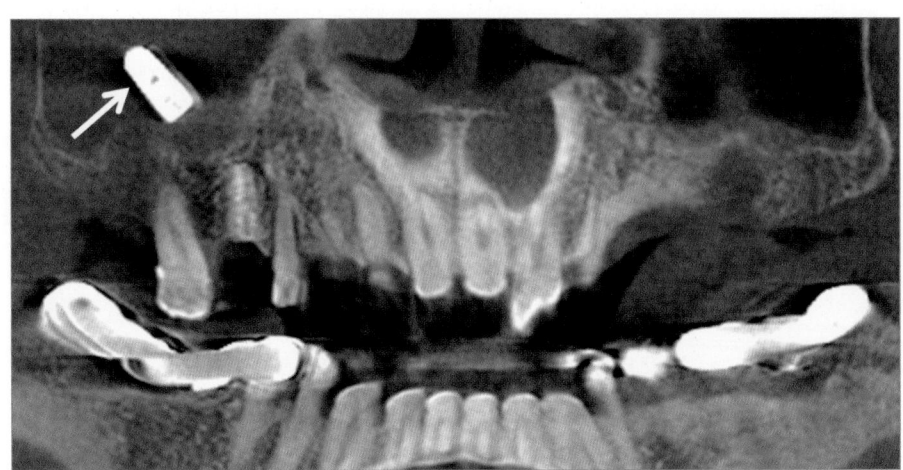

• 임플란트(화살표)가 상악동 속에 빠져 들어가 있다.

져 상악동염이 생겼고, 전형적인 축농증 증상이 나타났다. 이런 경우 치료는 1차 수술한 흔적을 모두 없앤 다음 원점에서 다시 시작해야 한다.

**운전기사는 가장 소통이 원활한 도로를 이용해
승객을 모시고 싶지만 길을 잘못 들면 고생한다.
치과의사도 마찬가지다.
환자에게 가장 적합한 방법으로 치료하고 싶지만
방법을 잘못 선택하면 고생문이 열릴 수밖에 없다.**

이런 일도 있었다. 40대 남자 R은 두 달 전 동네치과에서 왼쪽 윗니 어금니 부위에 임플란트를 했다. 그런데 수술 이후 물을 마시면 코로 물이 나오고, 코에서 악취가 났다. 목 뒤로 누런 농 같은 것이 넘어갔고, 두통에, 왼쪽 눈도 아팠다. 시력도 많이 나빠진 것 같다며 불만을 토로했다.

방사선 사진을 촬영해 검사를 해보니, 윗니 어금니 부위에 임플란트를 심으면서 상악동 뼈 이식술을 했는데 임플란트가 상악동이라는 공간 내로 뼈 이식재와 함께 들어가서 상악동염을 유발한 상태였다. 임플란트가 상악동으로 빨려 들어간 것이다. 대학병원에 있다 보면 이런 사례를 심심치 않게 볼 수 있다.

정글지대에는 늪이 있다. 늪에 한 번 빠지면
나오기가 힘들다. 나오려 허우적거릴수록
점점 깊이 빠져 들어가기 때문이다.
임플란트 수술에서의 늪이 바로 상악동이다.
상악동은 빠지기 쉽고 빠지면 나오기 힘들다.
그렇다고 상악동을 배제하고 임플란트를 심을 수 있는
환자만을 만날 수 없는 것이 치과의사들의 현실이다.
해법은 늪에 빠지지 않는 방법을 사용하는 것이다.

상악동 바닥에 있는 얇은 뼈는 오랜 세월 풍파를 이겨낸 반석처럼 단단하다. 이 뼈를 이용해 임플란트를 늪에 빠뜨리지 않고 단단하게 고정하고, 물샐 틈이 없는 상악동막으로 임플란트를 보호해야 한다.

상악동 뼈 이식 수술이 무섭다고 도망치듯이 병원을 떠난 노교수가 몇 년 후 다시 치과를 찾았다. 틀니를 더 이상 쓸 수가 없다며, 어떤 수술을 받아도 괜찮다고 했다. 이 무렵 나는 잇몸 절개 없는 치조정 접근방법으로 뼈를 이식하는 장치를 개발한 뒤였다.

"교수님, 이젠 입원하지 않아도 됩니다. 전신마취도 안 해도 되고요. 엉덩이에서 뼈를 떼어내지 않아도 됩니다. 옛날에 도망 잘 가셨어요. 역시 교수님의 선견지명은 대단하십니다."

며칠 후 구강 내 수술 부위만 국소마취하고 상악동 뼈 이식과 동시에 임플란트를 심었다. 수술 후 방사선 사진에서 상악동 내에 반달 모양으로 자리 잡고 있는 이식한 뼈와 그 속으로 심어진 임플란트를 노교수에게 보여 주었다. 백문이불여일견, 백 번 이야기하는 것보다 한 번 보여 주는 것이 환자를 확신시키는 데 효과적이다. 특히 상악동 뼈 이식 수술은 보여주지 않으면 믿지 않는다. 뼈를 넣은 수술 자국이 보이지 않기 때문이다.

"오늘 오후에 골프 약속이 있는데 취소해야겠지요?"

노교수의 질문에 나는 이렇게 대답했다.

"저라면 취소하지 않겠습니다."

다음 날 노교수가 전화를 했다.

"정말 고맙습니다. 어제 평소보다 공이 더 잘 맞았어요. 수술을 잘 해줘 감사합니다."

최소한의 상처를 주는 수술을 선택하라.

환자와 상악동 뼈 이식 수술을 상담하다보면 가끔 이런 질문을 받는다.

"교수님, 이거 새로운 치료법이 아닌가요?"

사람들은 새로운 것을 좋아하면서도 의료에 있어서는 거부감을 가지고 있다. 자신이 새로운 치료법의 희생양이 될까 걱정이 앞서기 때문이다. 새로운 자동차 모델이 기존 모델보다 더 나을 수도 있고

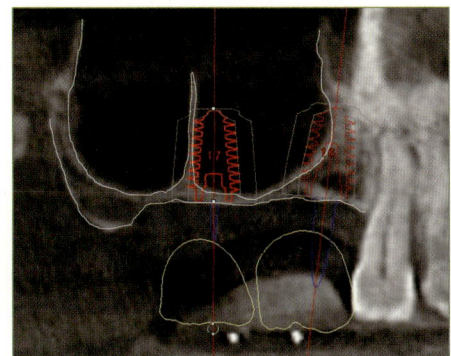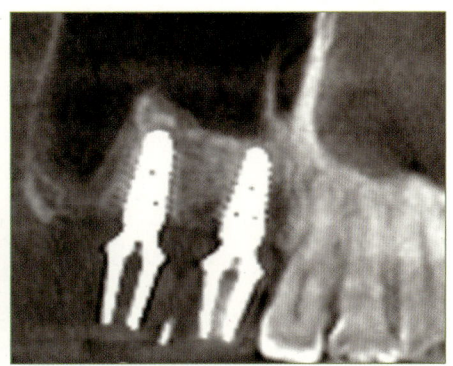

• 왼쪽은 수술 전 모습이고 오른쪽은 치조정 접근법으로 상악동 뼈 이식 수술과 동시에 임플란트를 심고 6개월이 지난 모습이다. 뼈가 상악동 내에 잘 만들어지고 심은 임플란트도 뼈와 잘 결합되어 고정되어 있다.

더 나쁠 수도 있다. 신제품 출시 이후 치명적 결함이 발견되어 리콜 되는 경우도 종종 있다. 하지만 우리 몸은 자동차가 아니다. 우리가 받은 수술은 돌이키기 힘든 경우가 많다. 그러므로 의료에 있어서 새로운 치료법은 상당한 위험을 안고 가는 것이 사실이다. '일찍 일어나는 벌레가 빨리 잡아먹힌다', '병원에 가서는 신간이나 반짝 베스트셀러를 찾지 말고, 다소 구식이더라도 오랫동안 검증되어 온 스테디셀러를 찾는 게 안전하다'라는 말이 이 경우에 들어맞는다.

그러나 상악동 뼈 이식 수술법은 새로운 치료법이 아니라
기존의 치료법을 새로운 도구로
안전하게 시술할 수 있도록 개발한 것이다.

치과에서 오랫동안 사용해 왔던 '치조정 접근 상악동 뼈 이식 방법'을 잇몸 절개 없는 방식으로 안전하게 할 수 있도록 기구를 개발한 것이다. 현재 상악동 뼈 이식 수술은 크게 두 가지 방법이 사용되고 있다. **하나는 임플란트 심는 부위와 별개로 상악동 측벽에 또 하나의 구멍을 뚫어 뼈 이식을 하는 '측방 접근법'이고, 다른 하나는 임플란트 심는 부위로 뼈 이식을 하는 '치조정 접근법'이다.**

'측방 접근법'은 상악동 측벽에 임플란트를 심는 구멍보다 몇 배나 더 큰 구멍을 뼈에 뚫어야 한다. 이 구멍이 작으면 막을 볼 수 없고, 막을 올리지도 못해서이다. 그래서 이 방법으로 수술하고 나면 측벽에 뚫은 구멍 때문에 더 고통을 받는다. 나는 앞으로 이 '측방 접근법'은 유성처럼 사라지리라 확신한다. 막을 눈으로 보지 않고 수술하는 '치조정 접근법'을 안전하게 사용하기 위해서는 새로운 최첨단 장비와 기구가 절대적으로 필요하다. '측방 접근법'은 눈으로 보며 하는 수술이지만 '치조정 접근법'은 작은 구멍을 통해서 오직 장비와 기구에 의존해야 한다. 이러한 것들이 아날로그 시대에서는 불가능했다. 하지만 지금은 디지털 영상기술을 통해 가능해졌다. 덕분에 고통도 적고 시간도 적게 드는 임플란트를 할 수 있게 된 것이다. 어렵게 발명한 선물을 사용하지 않고 구식의 방법을 고집하고 있다면, 그 고통이 고스란히 환자에게 돌아간다는 사실을 깨달아야 하지 않을까.

시대가 바뀌면서 사람들의 인식도 달라졌다. 몇 년 전만 해도 약을 처방 받으면서 그 약이 어떤 약인지 묻는 사람들은 드물었다. 그러나 요즘은 과하다 싶을 정도로 자세한 설명을 요구한다. 물론 바람직한 변화라고 생각한다.

"무슨 약이지요? 항생젠가요?"

"어떤 수술인가요?"

어떤 환자는 이렇게도 묻는다.

"교수님은 상악동 뼈 이식을 측방 접근법을 하십니까? 수직 접근법? 절개 방식인가요? 아니면 절개 없는 방식?"

이런 차원 높은 질문을 받으면 마음속으로는 적잖이 당황할 수밖에 없다. 하지만 이제는 수술방법에 대해서 이것저것 따져 보는 것이 좋다. 자세히 따져 보고 최소한의 상처로 안전하게 수술할 수 있는 치과의사를 선택해야 한다. 이것은 환자의 권리이기도 하다.

IMPLANT

5

임플란트 관리습관의 위험

올바른 구강 관리습관을 가져라.

한 흉부외과의사가 약을 처방하면서 주의사항을 설명했다.
"이 약을 매일 매일 시간 맞춰 꼭 드셔야 합니다. 그렇지 않으면 혈관이 막혀 돌아가실 수 있습니다."
환자는 집으로 돌아와서는 '이젠 살 만큼 살았는데 이렇게 살 바엔 차라리 죽는 게 낫지!'라고 생각했다. 그래서 처방 받은 약을 단 한 봉지도 먹지 않았다. 석 달 후 다시 약을 타러 오라는 의사의 말이 생각나 환자는 병원을 찾았다.
"의사선생님 말을 믿을 수가 없어요. 세 달 동안 약을 하나도 안 먹었는데, 왜 제가 살아 있는 거죠?"
인간의 수명은 아무도 모른다. 수명은 사람마다 다르다. 암에 걸려도 오래 사는 사람이 있고, 멀쩡하다가 갑자기 죽을 수도 있다. 임플란트의 수명 역시 아무도 모른다. 어떤 임플란트는 30년 이상 쓰기도 하고, 어떤 임플란트는 서너 달 안에 빠지기도 한다. 하지만 통계에 의한 평균 수명과 건강 수명이라는 게 있다.
통계청은 매년 한국인의 생명표를 발표한다. 2014년 12월 초, 한국인의 2013년 생명표를 발표했는데, 이에 따르면, 2013년 한국인의 평균 수명은 82세(남성 78세, 여성 85세)였다. 한국인의 건강 수명은 69세(남성 67세, 여성 71세)이다. 평균 수명 증가에 비례해서 건강 수명이 늘어났다. 평균 수명과 건강 수명의 차이인 13년은 병치

레 기간이라 하겠다. 즉, 인생의 13년을 병석에 누워 정상적인 생활을 하지 못하면서 산다는 것이다. 이 생명표를 다시 분석하면 한국인의 84퍼센트가 70세를 넘긴다.

임플란트 수명에 대해 외국에서 발표된 논문에 따르면 임플란트의 80퍼센트가 15년을 넘긴다고 한다. 이 논문 자료로 추정하면 임플란트의 평균 수명은 18년 정도이며, 임플란트 병치레 기간은 3~4년으로 추정된다.

그러나 우리나라에서 심은 임플란트에 대한 평균 수명은 아직 추정하기 어렵다. 각 나라마다 치과의사들이 선호하는 임플란트 치료 방법에 차이가 있기도 하지만, 우리나라에서 임플란트 시술이 보편화된 건 고작 10년 정도에 불과해 더 많은 장기적인 연구 결과가 필요하기 때문이다.

조선시대 사람들의 평균 수명은 약 44세로 현재의 절반 수준이다. 이렇게 평균 수명이 100여 년 전보다 2배로 크게 증가한 데 가장 영향을 미친 것이 영아사망률이다. 영아사망률을 낮춰야 평균 수명이 늘어난다. 임플란트의 영아사망률에 해당하는 것은 임플란트를 심고 1년 내에 임플란트가 빠지는 초기 실패율이다. **임플란트의 평균 수명을 늘리려면 임플란트 초기 실패율을 낮춰야 하는 것**

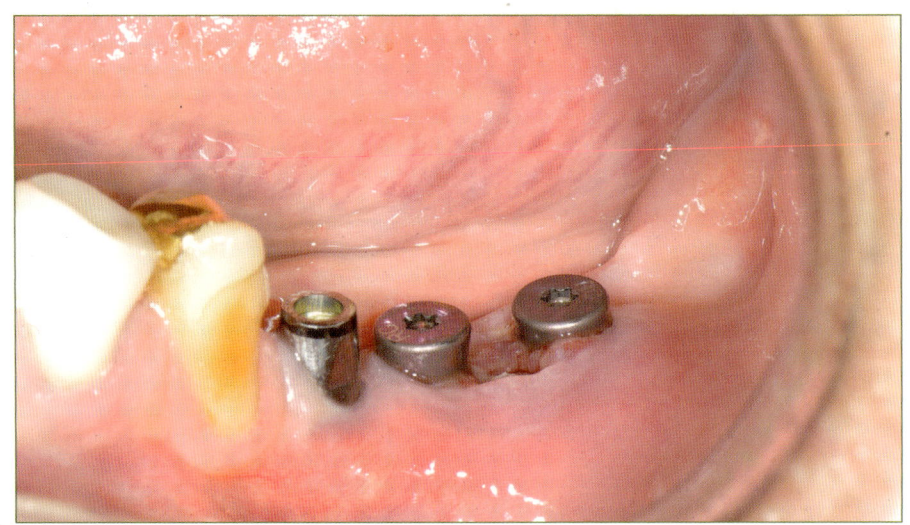
• 임플란트 주위에 잇몸병이 발생했다. 잇몸이 붓고 패여 있다.

이다. 방법은 쉽다. 수술이 간단하면 된다. 수술이 복잡할수록 우리 몸은 더 많은 것에 노출되고 더 많은 상처를 만든다. 부작용이 생길 가능성도 더 커진다. 임플란트를 심을 때 시행되는 과정들, 즉 절개하고, 뼈막을 벗기고, 뼈를 노출시키고, 뼈 이식하고, 잇몸 이식하고, 발치하고, 이 과정들이 많아질수록 임플란트 초기 실패율은 높아진다.

평균 수명이 약 44세인 조선시대 때 조선의 왕 영조는 83세를 살았다. 당시 평균 수명의 거의 두 배를 살았으니 실로 대단하다고 할 수 있다. 영조가 장수할 수 있었던 비결은 '올바른 식습관'이었다고 한다. 임플란트를 오래 사용할 수 있는 비결도 '올바른 구강 관리습관'에서 비롯된다.

하루만 칫솔질하지 않아도 치태가 쌓인다. 일주일이 지나면 눈이 쌓이듯이 치태가 임플란트 주위에 쌓인다. 이때 빗자루로 눈을 쓸 듯이 칫솔로 치태를 쓸어버려야 한다. 치태가 제거되지 않고 단단해지면 치석이 되는데, 이 치태와 치석이 쌓여 잇몸 속으로 들어간다. 이들이 잇몸 속으로 들어가면 잇몸이 임플란트로부터 벌어지면서 임플란트와 잇몸 사이에 치주낭이 깊어지게 된다. 이 치주낭이 깊어지면서 잇몸이 점점 붓게 되고 잇몸뼈도 내려앉게 된다. 이것이 임플란트 주위 잇몸병이다.

치아를 지탱할 수 없을 정도까지 잇몸뼈가 내려가면 임플란트가 흔들리게 되고, 심한 경우 임플란트를 뽑게 된다. 임플란트 시술 환자 5명 중 1명꼴로 임플란트 주위에 잇몸병(임플란트 주위염)이 발생하여 재수술을 한다는 조사 결과가 발표되었다. 치태와 치석을 제거하는 구강 관리습관이 잇몸병 없이 임플란트를 오래 사용하기 위해서 매우 중요하다는 것이 밝혀진 것이다.

평생 쓸 수 있도록 관리하라.

임플란트를 하러 치과에 오는 환자 중에는 막연한 환상을 갖는 사람들이 있다. 임플란트가 무쇠로 만든 로봇처럼 힘이 세고 망가지지 않아 심기만 하면 된다라고 생각하는 것이다. 이런 환자들의 환상을 깨트리고 현실을 알게 하는 일은 생각보다 쉽지 않다.

임플란트를 심고 나면 환자에게 임플란트 관리법에 대해 설명을 한다. 수술 후 처음 2주 동안 관리하는 방법과 그 이후의 관리법을 설명해주면서 임플란트를 오래, 건강하게 유지하기 위해서는 관리를 세심하게 해야 한다고 말한다. 이런 설명을 하면 어떤 환자는 짜증스런 표정으로 말한다.

"그렇게 열심히 닦아야 할 것 같았으면 임플란트 안 심었죠."

말문이 막힌다. 환자가 덧붙인다.

"그렇게 이를 닦아야 한다면 심기 전에 미리 말씀해 주셨어야죠?"

다시 말해서 냉장고 팔기 전에 유지 관리법을 설명하지 않았다고 물어달라는 식이다. 그렇다고 유지 관리하는 법을 설명하고 물건을 팔았다면 불만이 없었을까? 이런 사고방식을 가진 환자들은 문제가 생기면 더 큰 불만을 터트린다. 유지 관리하는 법도 제대로 설명해주지 않았다고. 불행히도 이런 사람들은 치아를 뽑고, 임플란트 심고, 그 임플란트를 다시 뽑고, 새 임플란트를 심는 악순환이 계속될 확률이 높다.

**치과의사 관점에서 임플란트 환자들은
치아를 상실한 전과가 있는 사람들이다.
상실된 치아 개수가 많을수록 재범 가능성이 높다.**

자연 치아를 잃어버린 것처럼 새로 심은 임플란트도 잃어버릴 수 있다. 그러나 치아를 상실한 전과를 가진 사람들 중에는 잇몸병에 걸리지 않고 임플란트와 잘 지내는 사람들도 많다. 이는 매일 매일 임플란트와 잇몸을 올바르게 관리한 덕분이다. 임플란트의 운명은 좋은 습관에 의해 바뀔 수 있다. 잇몸 관리의 좋은 습관을 만들기 위해 무엇보다도 환자 스스로의 노력이 중요하다. 이를 위해 의사는 환자에게 확실한 의지와 믿음을 심어 주어야 한다. 환자 본인이 상황의 심각성을 제대로 인식하고 임플란트 관리를 열심히 해야 한다. 그렇지 않으면 예전의 나쁜 습관을 갖고 있을 때로 돌아가는 경향이 있다. 그래서 치과에 올 때마다 구강 관리가 잘 되는지 확인하고 중요성을 강조한다.

  "저 정말 열심히 칫솔질했어요. 잇몸약도 꼬박꼬박 챙겨먹고요. 그런데 왜 제 치아들이 다 망가졌죠?"

  "치간 칫솔을 사용해 보신 적이 있으신가요?"

  "치간 칫솔이 뭐죠?"

  "지금까지 치아들이 제대로 관리가 안 돼서 그렇습니다."

  "이해가 잘 안 되는데요?"

  "쉽게 말씀드리면 차를 세차할 때 외부만 매번 열심히 세차를 하신 겁니다. 차 내부에 음식물 찌꺼기가 쌓이고 세균이 자라도록 방치해 둔 것과 같습니다. 칫솔이 닿을 수 있는 곳은 눈에 보이는 치아 면에 국한됩니다. 보이지 않는 곳에 치태가 쌓여서 문제가 생겼습니다. 보이지 않는 곳도 관리해야 합니다. 그렇게 하기 위해서는 치간 칫솔, 치실 같은 기구로 치아와 접하는 잇몸 속 치주낭 부위를 주기적으로 소독하는 방법을 터득해야 합니다."

"원래 이가 안 좋았어요. 부모님도 치아 때문에 고생했는데, 물려받았나 봐요. 아예 평생 쓸 수 있도록 튼튼하게 임플란트를 해 주세요."

이런 환자들에게는 임플란트를 심기 전 치아 관리 방법에 대한 교육이 꼭 필요하다. 임플란트가 잘못되면 치과의사가 심은 임플란트 때문에 엄청 고생한다는 이야기를 듣게 되기 십상이다. 치아의 건강은 부모님으로부터 물려받은 유전적 요소보다 치아가 유지되는 환경적 요소에 의해 더 크게 영향을 받는다. 이런 환자들도 있다.

"임플란트 심으면 평생 가는 거 맞죠? 다른 치과에서는 평생 쓴다고 하던데?"

세상 어떤 치과의사라도 자신이 심는 임플란트를 평생 책임질 수는 없다. 임플란트는 영구적으로 쓸 수 있는 것이 아니다. '반영구적'으로 사용할 수는 있지만.

하지만 치과의사와 환자가 받아들이는
'반영구'의 의미가 일치하지 않는 경우가 종종 있다.
치과의사는 이를 '영구적으로 사용할 수 없다'는
의미로 설명했는데, 환자는 같은 말을
'영구적으로 사용할 수 있다'는 의미로 받아들이기 때문이다.

이로 인해 치과에서 환자와 치과의사 사이에 갈등이 생기기도 한다.

"임플란트를 하면 평생 쓴다고 말했잖아요. 그런데 이게 뭡니까? 평생 책임지세요!"

자동차를 만드는 회사가 평생을 탈 수 있는 차를 만든다고 광고하지만 그 차를 평생 사용 못했다고 자동차 주인이 회사에 책임을 묻지는 않는다. 자주 엔진오일을 갈아주고, 부품이 낡거나 고장이 나면 수리하면서 오랫동안 타고 다니는 사람들이 있는가 하면, 몇 년 못 타고 차를 고장 내고 폐차시키는 사람들도 허다하다. 세월이 지남에 따라 자동차나 기계는 낡고, 녹이 슬고, 고장 나기 마련이다. 우리 몸도 다르지 않다. 나이가 들면 얼굴에 윤기가 없어지고, 몸 구석구석 고장이 빈번해지면서 병이 생긴다.

치과의사는 평생 쓸 수 있도록 임플란트를 심는 것뿐이다. 그 임플란트를 평생 사용하는 건 환자들의 몫이다. 환자의 몫까지 책임져서 "제가 심은 임플란트는 평생 사용합니다"라는 말을 하는 치과나 치과의사는 환자를 현혹하는 과대광고를 하고 있는 것이다. 그 말을 곧이곧대로 믿으면 발등 찍힌다.

치과의사들은 임플란트 수명에 관해 말할 때 '반영구적'이라는 말을 꼭 덧붙인다.

"단, 구강 관리를 잘하고 잘 사용했을 경우에 한해서요."

구강 관리는 이해가 될 것 같은데, '잘 사용하면'이라는 조건은 이해가 안 될 수 있다. 단단한 것을 씹었을 때 '삐끗'하고 아팠던 느

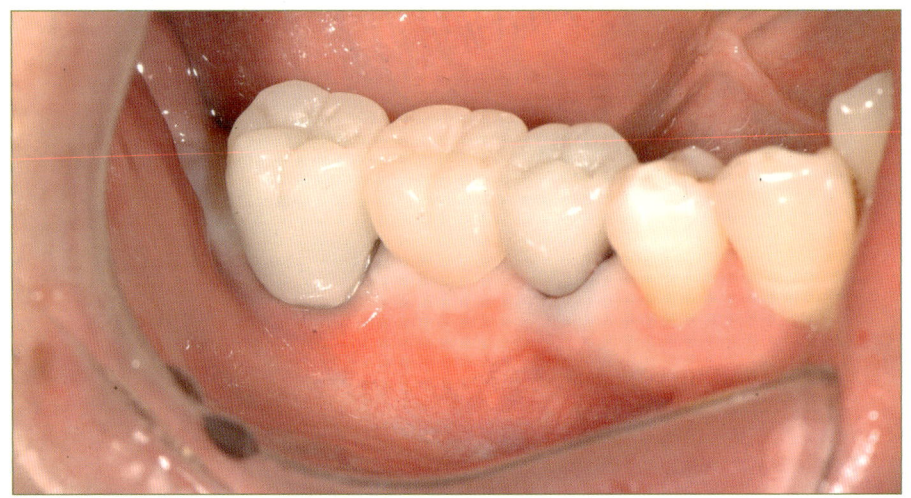

• 임플란트를 심고 치아를 만든 모습으로, 수술 후 임플란트 주위와 잇몸이 잘 관리되고 있다.

껌이 있었을 것이다. 이처럼 자연치아는 견디기 어려운 힘이 자신에게 가해지면 통증을 느끼게 하여 더 힘이 가해지지 않도록 경고를 주지만 임플란트는 이러한 메커니즘이 없어 무리한 힘이 가해지면 주변 뼈가 망가지면서 자신도 망가지는 과정이 진행된다.

무리한 운동이 오히려 우리 몸을 망가뜨리듯이,
무리한 저작력은 임플란트를 망가지게 한다.
우리 몸이 감당할 수 있는 운동을 해야 하듯이,
임플란트가 감당할 수 있는 힘으로 음식을 씹어야 한다.

그 힘이 얼마인지 알 수는 없다. 그래서 임플란트가 그 힘을 잘 감당하는지 확인하기 위해 치과에서의 주기적인 검사가 중요하다. 그래서 치과에서는 임플란트 시술 후 꼭 정기적으로 검진을 받도록 권한다.

임플란트, 피할 수 있으면 피하라.

언젠가 수 년 동안 나에게 동물실험을 위해 개를 공급해주던 분이 사납게 생긴 도사견 한 마리를 데리고 병원에 찾아왔다.

"이 개가 투견 챔피언인데 주말에 대회에서 이빨 하나가 부러졌어요. 임플란트를 심을 수 있을까요? 이빨만 새로 만들어주면 챔피언 자리를 계속 지킬 수 있을 텐데요."

상태를 살펴보니 송곳니가 부러져서 송곳니 뿌리가 턱뼈 속에 남아 있었다. 그분은 내 실험 연구원을 통해서 개들에게 임플란트가 심겨진다는 사실을 알고 있었다. 그래서 자신의 개도 임플란트로 이빨을 만들어야겠다는 생각을 하게 된 것 같다.

부러진 이빨은 가장 날카롭고 긴 송곳니였다. 개의 송곳니 뿌리는 놀라울 정도로 강하고 길다. 그 뿌리는 뒤에 있는 소구치 뿌리 밑으로 마치 문어발처럼 길게 뻗어 있다. 개의 송곳니의 강도를 임플란트와 비교하면 마치 거인과 난쟁이와 같다.

"임플란트로 송곳니 모양을 만들어도 싸움에 사용할 만큼 강하지 않습니다. 해줘도 원래 송곳니만큼 힘을 못 쓸 겁니다. 시합 때 힘없이 빠질 수 있습니다."

그분은 매우 실망한 눈빛으로 나와 개를 번갈아 쳐다보다 돌아갔다.

동물의 세계에서 치아는 무기다. 무기를 잃어버린 개는 더 이상 전투에 나갈 수 없다. 그나마 다행인 건 정글의 사자였다면 사냥을 못해 굶어 죽었을 텐데, 개는 주인이 있어서 굶어 죽지는 않는다는 거다.

잇몸병 초기 현상을 보이는 50대 남자 환자 F에게 구강 위생 관리법에 대해 알려주자 환자는 아무렇지도 않은 듯 대답했다.

"치아가 빠지면 임플란트 하면 되지요. 요즘 의술이 참 좋아졌잖아요."

엄청나게 쉬운 것처럼 말한다. 절대 아니다. 천만의 말씀이다. 가능하다면 어떻게 해서든지 평생 자신의 치아로 사는 것이 목표가 되어야 한다.

치과 치료에 있어서 임플란트는
어쩔 수 없는 상황에서 내리는 최종 선택이다.
피하면 피할수록 좋다. 아무리 상하고, 아무리 못났어도
내 치아보다 좋은 것은 이 세상에 없다.

자연치아 주변에는 세포들이 새로 태어나기도 하고, 변화도 하고, 퇴화도 하는 적응 능력이 있으면서, 신경도 가지고 있어서 음식을 씹는 느낌이 있다. 하지만 임플란트에는 이런 적응 능력이 없고, 신경도 없어 씹어도 느낌이 없다. 살아 있는 조직이 아니라 죽은 조직이기 때문이다. **아무리 못나고 망가져도 내 몸은 '살아 있는' 생물이고, 아무리 뛰어나고 세련되어도 임플란트는 '죽어 있는' 무생물이다. 무생물이 생물의 기능을 대치하는 데에는 당연히 한계가 있다.** 사람의 몸은 볼트와 너트처럼 갈아 끼운다고 해결되는 것이 결코 아니다.

살아 있는 치아보다 죽어 있는 임플란트를 어쩔 수 없이 선택하는 경우, 부족한 무생물을 건강하게 유지하면서 오래 데리고 살기 위해서는 엄청난 노력을 해야 한다. **'완전한 건강은 완전한 혈액순환에 있다'**라는 말이 있다. 우리 몸은 충분한 혈액을 공급받아야 세포분열을 할 수 있고, 손상된 곳을 회복할 수 있고, 질병을 예방할 수 있다. 잇몸도 우리 몸의 일부다. 마찬가지로 잇몸의 건강도 혈액순환에 달려 있다.

혈액순환을 좋게 하기 위한 임플란트 수술법을 찾고 그것을 입증하는 건 중요한 나의 과제였다. 이 과제를 해결하기 위해서 나는 개를 이용한 동물실험을 했다. 임플란트를 심을 수 있는 크기의 턱뼈를 가진 개에서 실험을 해야 하므로 체중이 15킬로그램 이상은 나가야 했다. 이 덩치의 개에게 물리지 않고 마취하는 건 만만치 않은 일이다. 개를 이용해 임플란트 실험을 할 때 가장 잘 살펴야 하는 것이 개의 관상이다. 함께 오랫동안 자주 만나야 하기 때문에 온순한 관상을 가진 개를 이용해야만 마취할 때 물리지 않는다. 개들은 영리해서 자신이 실험대상이라는 것을 금방 눈치 챈다. 실험에 몇 번 참여해보고 난 뒤 실험을 거부하는 친구들이 생긴다. 성질이 사납게 변하는 것이다. 이럴 때는 동물실에서 매일 먹이를 주는 아저씨의 도움을 받아 마취를 한다. 아저씨에게 덤비면 굶어 죽을 수 있다는 걸 이 녀석들은 안다.

동물실험은 개가 도착하자마자 그날 바로 시작하지 않는다. 실험을 시작하기 전 새로운 환경에 적응하는 기간을 둔다. 적어도 2주 동안 관찰해보고 문제가 없어야 한다. 환경이 바뀌면서 설사를 하거나 숨어 있던 병이 나타나는 개들도 있다.

임플란트 실험을 하려면 우선 개의 이빨을 뽑아야 한다. 개의 이빨은 송곳니뿐만 아니라 모든 이빨들이 매우 단단하다. 개의 이빨을 뽑을 수 있다면 사람의 치아를 뽑는 건 식은 죽 먹기보다 쉽다. 수면진정제를 주사해 개를 재운 상태에서 양쪽에서 이빨을 하나씩 뽑고 두 달을 기다린다. 두 달 동안 개들은 호텔 같은 동물실에서 숙식을 한다. 그리고 두 달 후 이빨 뽑은 자리가 다 아물면 한쪽은 잇몸을 절개해 임플란트를 심고, 다른 쪽에는 잇몸을 절개하지 않고 임플란트를 심는다. 임플란트를 심고 난 실험개들은 그야말로

귀빈 대접을 받는다. 매일 특식으로 미음이 제공된다. 이때 가장 큰 일은 개의 이빨을 닦아주는 것이다. 실제 환자들이 임플란트를 관리하듯 식후에 매일 개들의 이빨을 닦아주어야 한다. 대부분의 개들은 잇몸병이 있다. 임플란트를 닦아주지 않아 임플란트 주위에 잇몸병이 생길 경우 이것이 개의 잇몸병 때문인지 수술 방법 때문인지 판단할 수 없게 되기 때문이다.

개들은 내가 하고자 하는 모든 것을 싫어하기 때문에 그들이 제정신일 때는 이빨을 닦아 줄 수가 없다. 그래서 수면진정제를 엉덩이에 주사해 수면 상태로 만든 다음 이빨을 닦아야 한다. 다행스러운 것은 실험실 개들은 1일 1식을 하기 때문에 한 번만 이를 닦아주면 된다는 것이다. 이 일을 매일 빠짐없이 해주어야 하고, 100일이 지나서 표본을 채취한다. 혈관을 보기 위해서는 특별한 검사가 필요하기 때문이다. 표본을 채취하여 결과를 보는 데 평균 4개월이 소요된다. 결국 실험 결과를 보는 데 적어도 10달이 걸린다는 얘기다.

실험 결과, 잇몸을 절개하고 임플란트를 심으면
하나같이 임플란트 주위 잇몸에서 혈액순환이 감소했다.

이 실험 논문은 미국에서 출판되는 잡지 「트리플 오(Triple O)」에 실리고 그 해 최고 논문상을 수상했다. 그리고 그 해 대한치과의사협회에서 수여하는 연송치의학 대상을 수상했다. 이 상은 한국 치

의학 분야에서는 한국의 노벨상으로 인정받고 있다. 내가 이런 상을 받을 수 있었던 건 함께 실험해 준 동료들이 있었기에 가능했다. 이 상들은 나뿐만 아니라 오랫동안 나와 함께 연구를 수행해온 나의 연구팀에게 수여된 것이라 생각한다.

나는 이 실험을 하기 전까지는 잇몸을 절개하고 임플란트를 심어 왔다. 때문에 '지금까지 내가 해왔던 치료 방법이 임플란트의 건강에 해가 된다는 사실을 모르고 시술을 해왔구나' 하는 자괴감이 들었다. 나는 마치 정답이 정해진 문제를 풀 듯 반복적으로 잇몸을 절개하고 한 시술, 뼈를 더 잘 보기 위해 환자의 잇몸을 넓게 째고 벌려도 된다는 잘못된 신념을 갖고 해 온 무수한 시술들을 떠올렸다. 그래서 그때부터라도 잇몸을 절개하지 않고 시술하는 방법을 구체화하기 위해 내 시간의 대부분을 투자하기로 결심했던 것이다. 따지고 보면 이것은 개들의 희생이 있었기에 가능했던 것이다.

임플란트 수술 후 치태를 제거하라.

한번은 대학 동창 모임에 참석해 여럿이 식탁에 둘러앉아 함께 식사를 했다. 식사를 하면서 옆에 앉은 사람과 이야기를 나눴는데 전공만 다르지 같은 나이였다. 그런데 나보다 10년은 젊어 보였다. 그 비결이 궁금해 물었다.

"모습은 만들어지는 겁니다. 정성을 쏟은 만큼 젊어집니다."

나이가 들면 피부가 탄력을 잃고 주름이 지기 시작한다. 그러나 피부 관리 상태에 따라 실제 나이와 차이가 큰 경우가 종종 있다. 치아도 마찬가지이다. 평소 관리습관에 따라 실제 나이와 차이가 있을 수 있다. 나이가 마흔이라고 치아의 나이도 꼭 마흔이어야 하는 건 아니라는 것이다.

제아무리 건강한 치아를 가지고 태어났다고 해도
단 음식, 술, 담배 등을 즐기고 양치질까지 게을리한다면
충치와 풍치에서 자유로울 수 없다. 낙숫물이 바위를 뚫는다.

고가의 전자제품이나 자동차라고 해도 함부로 다루거나 방치하면 소모가 더 심해져 수명이 짧아질 수밖에 없는 것도 같은 이치다.

임플란트 관리는 특히 수술 후가 매우 중요하다. 수술 후 어떻게 관리하느냐에 따라 임플란트 수명이 짧아질 수도, 길어질 수도 있기 때문이다. 수술 후 관리법은 크게 수술 직후 2주간의 관리법과 2주 이후의 관리법으로 구분할 수 있다. 사실 수술 직후 2주간의 관리 방법이 중요한데 별도로 알려주는 치과가 별로 없다.

수술 직후 2주간 관리법

피부에 상처가 나면 상처 부위를 소독해 무균 상태로 만든 다음, 약을 바르고 거즈 및 붕대 등으로 그 부위를 감싸주는 처치를 한

다. 반면 구강 내 상처는 붕대나 거즈로 그 부위를 감싸줄 수 없는 상황이고 무균적인 관리를 할 수 없다. 구강 내에 상주하는 균들도 있고 외부에서 음식물을 통해서 계속적으로 균들이 들어오는 탓에 무균 상태로 만들기가 어렵다. 하지만 구강 내는 혈액순환이 잘 되는 곳이어서 구강 내 균들이 있어도 상처가 잘 아문다. 그러나 임플란트 수술 후 잇몸과 임플란트 사이 상처 속으로 음식물 찌꺼기와 세균 덩어리가 들어가고 이것이 제거가 안 된 채 상처 속에 남아 있으면 염증을 유발하게 된다.

입 안은 하루만 칫솔질을 하지 않아도 치아 면에 '치태'가 쌓인다. '치태'란 입 안 치아 면에 붙어 있는 세균과 음식 찌꺼기 덩어리의 끈적거리는 막이다. 임플란트 수술 후 이 치태가 잇몸과 임플란트 사이 상처 속으로 들어가지 않도록 치태 제거가 이루어져야 한다.

특히 수술 직후 2주는 주위 잇몸과 임플란트면의
부착이 일어나는 시기다. 이때 형성되는 밀폐 구조를 통해서
세균이 뼈 속으로 침투하지 못하도록 방어할 수 있는
잇몸 구조를 갖게 된다.

만약 잇몸과 임플란트 사이 상처 속으로 치태가 들어가면 임플란트 주위 잇몸이 방어구조를 만들지 못하게 되어 외부 공격에 매우 취약한 상태가 된다. 치태를 제대로 제거해야만 건강한 임플란트

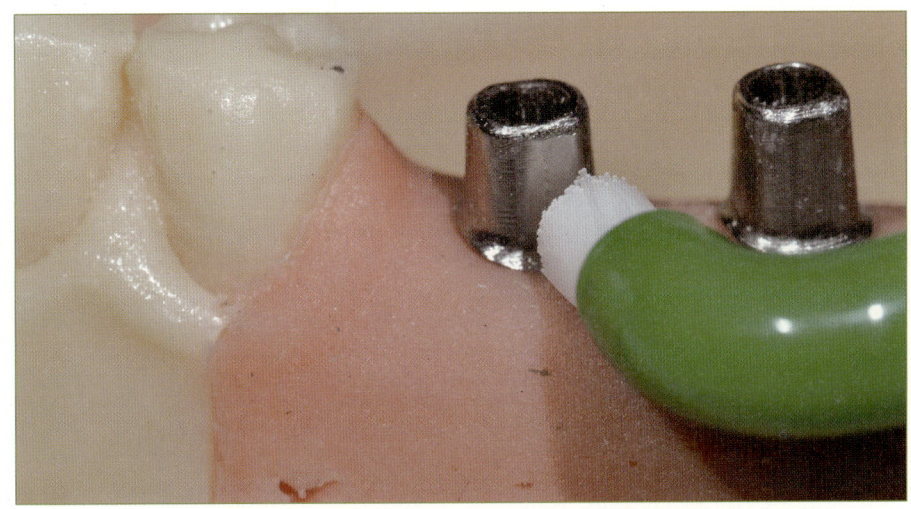

• 잇몸을 절개하지 않는 수술법으로 임플란트를 심고 동그란 칫솔로 임플란트면을 닦는 모습이다.

주위 잇몸을 만들 수 있다. 어떻게 치태를 제거해야 할까?

'잇몸을 절개하는 수술법'으로 임플란트를 심고 나면 사실 치태를 제거하기가 어렵다. 상처를 꿰맨 실밥 때문에 칫솔질을 할 수 없고, 심지어 피가 나기 때문에 입 안을 세게 헹구지도 못한다. 만일 칫솔로 상처에 자극을 주면 칫솔질이 오히려 염증을 유발할 수 있기 때문에 치과에서는 '구강세정제로 가글'만 하도록 권한다. 하지만 이 방법은 구강 내를 소독하는 효과는 있지만 치태를 제거하지는 못한다. 그래서 구강세정제로 일주일간 가글을 한 환자들을 보면 치태가 임플란트 주위에 눈처럼 쌓여 있는 것을 볼 수 있다. 이 치태가 잇몸과 임플란트 사이 상처 속에 들어간 경우 백퍼센트 잇몸에 염증이 유발되어 있다.

잇몸을 절개하지 않는 수술법으로 임플란트를 심고 나면 치태를 훨씬 쉽게 제거할 수 있다. 실밥이 없고 잇몸이 임플란트면과 긴밀한 접촉을 이루고 있어 칫솔을 사용한 치태 제거가 가능하다. 임플란트를 심은 초기에는 치태가 단단히 부착되어 있지 않고, 임플란트면도 매끄러워 빗자루로 눈을 쓸듯 부드러운 칫솔로 쓸어 올리면 치태가 쉽게 제거된다. 이때 중요한 건 칫솔모가 잇몸과 임플란트 사이 상처 속으로 들어가지 않도록 칫솔질을 해야 한다는 것이다. 칫솔모를 임플란트와 잇몸 경계 부위에서부터 치아의 씹는 면 쪽으로 회전시키는 동작으로 쓸어 올리는 것이 포인트다. 칫솔은 잇몸에는 상처를 주지 않고 임플란트면만 닦을 수 있는 작은 솔로 이루어진 동그란 칫솔을 사용하는 것이 효과적이다.

수술 후 초기 관리법의 중요성

나는 임플란트 수술 후 2주간 칫솔로 치태를 제거하는 것이 얼마나 임플란트 주위 조직의 치유에 영향을 미치는지를 개를 통해 관찰했다. 개의 아래턱뼈 양쪽에 잇몸 절개 없는 수술법으로 임플란트를 심고 인공 치아를 만들어 준 다음, 한쪽에서는 칫솔을 하지 않고 가글만 시행했고, 다른 쪽에서는 칫솔로 치태를 제거했다. 그리고 2주 후부터는 양쪽 모두 동일한 방법으로 칫솔, 치간 칫솔, 치실로 치태를 제거했다.

2개월 후 임플란트 주위 잇몸과 뼈를 관찰한 결과
초기 2주간 가글만 시행한 집단에서는
임플란트 주위 잇몸병과 뼈 파괴가 일어났다.
반면 초기 2주간 칫솔을 사용한 집단에서는
임플란트 주위 잇몸에 염증이 없었으며
잇몸뼈도 양호했다.

 이러한 결과는 수술 후 초기 칫솔 사용이 임플란트 주위 조직을 건강하게 유지하는 데 얼마나 중요한지 보여준다. 또한 이러한 수술 후 초기 칫솔 사용의 중요성은 잇몸 절개 없는 수술을 해야 하는 또 하나의 근거를 제시한다.
 임플란트 수술 후 초기에 시행하는 치태 제거가 임플란트 주위 잇몸을 위해 매우 중요함에도 불구하고, 여기에 대해 환자에게 설명이 잘 이루어지지 않고 있는 것이 현실이다. 또한 치과의사가 수술 후 주의사항을 설명했는데도 환자가 치태 제거를 제대로 시행하지 않아 염증이 발생하는 경우가 있다. 환자들은 구강위생기구로 자신이 혹 잘못해서 수술 부위와 임플란트에 손상을 줄 수도 있다고 걱정하여 철저한 관리를 하지 못하는 경향이 있기도 하다. 그래서 치과의사는 수술 후 치태제거 방법을 설명해주어야 한다.

수술 2주 후 관리법

대부분 환자들은 수술 후 2주 동안은 임플란트에 신경을 많이 쓰는 편이다. 그러나 2주가 지나면 심은 부위도 편안해지면서 관리를 소홀히 하기 쉽다. 이전처럼 '칫솔질만 잘 하면 되겠지'라고 생각하는 것이다. 치과의사는 잇몸 관리에 새로운 습관을 만들기 위해 환자에게 확실한 의지와 믿음을 심어 주고, 환자가 치과에 올 때마다 구강 관리가 잘 되는지 확인하고 그 중요성을 강조해야 한다. **구강 관리의 중요성은 아무리 강조해도 지나침이 없다. 칫솔만으로는 치태 제거가 안 되는 임플란트와 치아 사이, 임플란트와 임플란트 사이를 치실과 치간 칫솔로 잘 제거하는지 꼭 확인해야 한다.** 칫솔, 치실 그리고 치간 칫솔을 사용하는 방법은 자연치아에서 하는 것과 똑같은 방식으로 하면 된다.

환자 G는 대학을 졸업하면서 어금니 부위에 임플란트를 했다. 졸업 후 직장을 잡은 그는 회사 적응기간 동안 매일같이 야근과 회식 등의 모임으로 치과를 갈 시간이 없었고 임플란트 관리에도 소홀했다. 그러던 어느 날 치아로부터 이상 신호가 느껴지기 시작했다. 특히 임플란트 주위 잇몸이 붓고 통증도 계속되었다. 그렇지만 시간 여유가 없었던 탓에 당장 치과를 찾을 수는 없었다. 급한 대로 G는 인터넷에서 잇몸 치료법을 찾았고, 스스로의 상태를 체크하면서 잇몸약을 사다 먹었다. 그러나 나아지는 듯한 것도 잠시뿐, 잇몸에서 피가 나면서 임플란트가 흔들렸다. 결국 치과를 찾아갔고, G는 의사로부터 '임플란트 주위염'이라는 진단과 함께 이전에 심은 임플란트를 뽑고 새로 임플란트를 심어야 한다는 설명을 들었다. 환자 G의 경우 임플란트에 지속적으로 형성되는 치태가 제거되지 않아 치석이 되고, 이 치석이 쌓여 치주낭이 깊어지면서 잇몸뼈도 심하게 내려갔다. 스트레스도 임플란트 주위염의 진행에 기여한 것으로 판단되었다.

스트레스가 심하고 피곤한 날이면 입 속에서 느껴지는 반응이 있다. 잇몸이 붓고, 근질근질해 쑤시고 싶은 느낌이 들고, 치아가 들뜨고, 음식을 씹을 때 그 치아가 아파 마음껏 씹지도 못한 경험이 누구나 한두 번은 있을 것이다. 스트레스는 침샘의 침 분비를 억제시킨다. 이는 입 안이 마르고 잇몸의 모세혈관을 수축시켜 혈액순환이 나빠지는 원인이 된다. 침의 분비가 줄고 잇몸의 혈액순환이 **나빠지면 구강 내 세균의 활동이 왕성해진다.** 이럴 때 구강 위생 관리가 제대로 안 되면 잇몸병이 생기기 쉽고, 이미 잇몸병이 있었다면 그 증상은 가속화될 것이다.

임플란트를 위한 식습관을 가져라.

50대 중반의 H는 2년 전, 빠진 어금니 부위에 임플란트 시술을 받았다. 이후 2년 동안은 불편함 없이 잘 지냈다. 이제는 임플란트 걱정은 하지 않아도 되지 않을까 안심하던 차에, 어느 날 갑자기 음식을 씹을 때 임플란트 치아가 흔들리는 걸 느꼈다. 그때까지만 해도 치아가 흔들릴 거라곤 상상도 하지 못했다. 너무 단단한 것을 씹어서 그러려니 생각하고, 가능한 부드러운 음식을 먹었다. 하지만 시간이 지날수록 흔들림은 더 심해졌고 씹을 때 통증도 느껴졌다. 급기야는 치아가 아파서 음식을 씹을 수 없는 지경에까지 이르렀다. 무엇이 크게 잘못되었다는 걱정이 들었다. 결국 통증을 견디다 못해 임플란트를 심었던 치과를 찾아갔고, 치과의사로부터 임플란트를 연결한 나사가 부러졌다는 말을 들었다. H는 부러진 나사를 제거하고 임플란트 치아를 다시 새 나사로 연결하는 시술을 받았다. 왜 임플란트 나사가 부러졌을까?

다시 설명하자면 임플란트는 세 부분으로 구성된다. 뼈 속에 들어가는 부분이 '임플란트'이고, 여기에 연결하는 부분이 '지대주'라는 중간 기둥이다. 지대주 위에 올라가는 부분이 치아 모양을 가진 '크라운' 그리고 임플란트와 지대주를 연결하는 나사가 있다.

프라이팬 손잡이가 처음엔 단단해도 오랫동안 사용하면 헐거워지는 것처럼, 임플란트에 강한 힘이 가해지면 임플란트와 지대주를 연결하는 나사가 풀리기도 하고 부러지기도 한다. 나사풀림이나 나사파절은 비교적 간단하게 해결할 수 있다. 풀린 나사는 다시 단단히 조이면 되고 부러진 나사는 다시 교체하면 된다.

이러한 일이 발생하면 그동안 식습관에서
임플란트에 과도한 힘이 가해졌다는 것을 알려주는
힌트가 되기 때문에 오히려 더 큰 문제를 막아주는
고마운 경고로 받아들여야 한다.

    계속적으로 임플란트에 과도한 힘이 가해지게 되면 주변 잇몸뼈가 무너져 결국 임플란트가 흔들려 빠지게 된다. 그래서 나사가 풀렸다면, 다시 조이는 것으로 끝내지 말고, 반드시 식습관을 개선해야 한다.

    나사가 풀리거나 부러져서 찾아오는 환자들은 "임플란트가 왜 이렇게 약해요?", "어떻게 오징어도 못 씹나요?", "나사가 안 부러지게 더 튼튼하게 해 주세요!" 하고 불만을 털어놓는다. 솔직히 이런 불만을 들으면 "넌 왜 이리 멍청하냐! 너는 왜 1등 못해?"라고 자녀를 다그치는 부모들의 모습이 떠오른다. 내 몸에 심겨진 임플란트는 내 몸의 일부다. 그가 할 수 있는 능력은 한계가 있다. 그 능력에 맞추어서 살아야 하는 것이다. 나사가 한 번 풀렸거나 부러졌으면 자신의 식습관을 곰곰이 생각해 볼 필요가 있다.

    '소 잃고 외양간 고친다'는 말이 있다. 외양간을 고치고 새로 소를 사면 다시 잃을 위험이 확연하게 줄어든다. 소 잃고 외양간 고치는 일이 아주 어리석은 짓만은 아닐 수도 있는 것이다. 하지만 임플란트는 소처럼 다시 얻을 수 있는 것이 아니다. **임플란트를 심고 한 번**

잃으면 주변 뼈도 함께 잃어버린다. 한 번 잃으면 다시 얻을 수 없는 치아처럼 임플란트도 잃으면 그와 같은 임플란트를 다시는 얻을 수 없기 때문에 미리미리 점검하고 챙겨두어야 한다. 그 시작이 바로 **정기적인 검진이다.** 따라서 임플란트를 연결하는 나사가 풀린다거나 부러지는 것을 예방하고 조기에 치료하기 위해서 임플란트 수술 후 정기적인 점검은 필수다.

6

임플란트
광고의 위험

임플란트, 브랜드의 문제가 아니다.

"십 년이나 젊어지셨어. 오스템 하셨나?", "모르면 외계인이죠. 오스템 임플란트!"

국민들에게 매우 친숙한 탤런트 김영옥 씨와 MBC 라디오 프로그램 〈싱글벙글쇼〉 진행자인 강석 씨가 임플란트 광고 모델로 출연해서 하는 말이다. 오스템 임플란트 회사는 대한민국 임플란트 역사상 처음으로 임플란트에 대한 텔레비전 광고를 했다. 약 13개 주요 채널을 통해 전국에 방영했는데, 이를 통해 많은 사람들이 임플란트에 대한 정보를 접하게 되면서 큰 관심을 갖게 되었다. 광고는 대단히 성공적이었다. 치과를 찾은 환자들이 오스템 임플란트를 심어달라고 막무가내로 요구했다. 치과의사들은 환자가 요구하는 임플란트를 심어 줄 수밖에 없었다. 해당 치과가 오스템을 쓰면 다행이지만, 아닐 경우에는 다른 치과로 가버리기도 했다. 심지어 오스템을 쓰지 않는 치과에는 환자들이 출입조차 하지 않았다. 그래서 개업한 치과의사들은 서로 다투어 '오스템 임플란트 심는 치과'라는 현수막을 걸어야 했다.

그런데 그 환자들이 임플란트에 대해서 자세히 아느냐 하면, 그런 것도 아닌 경우가 대부분이었다.

임플란트에 대해서는 광고에서 본 정보가 전부였고, 아는 임플란트 회사 역시 오스템이 유일했다.

첫 텔레비전 광고 효과를 톡톡히 본 오스템 임플란트 회사는 2013년 탤런트 임채무 씨를 모델로 하는 또 다른 광고를 제작해 배포했다.

"큰돈 들여 하는 건데, 아무거나 하면 안 되는데.", "좋은 치과 못지않게 좋은 임플란트의 선택이 중요합니다.", "꼭 물어보세요. 오스템인지 아닌지.", "치과는 달라도 오스템이라면 안심입니다."

환자들은 텔레비전 광고에서 광고 모델이 이야기하듯이 치과의사에게 물었다.

"오스템인지? 오스템 아닌지?"

치과의사로서 20여 년 동안 여러 종류의 임플란트를 사용해왔다. 국내 제품이 자리를 잡기 시작한 10년 전까지는 외국의 임플란트를 사용했다. 스웨덴에서 제조된 노벨 임플란트, 아스트라 임플란트, 스위스에서 제조된 스트라우만 임플란트는 세계 시장에서 아직까지도 가장 인정받고 있는 제품들이다. 그리고 그 후 10년 동안은 오스템 임플란트, 메가젠 임플란트, 디오 임플란트를 사용해왔다.

10년 전만 하더라도 국산과 외국산 임플란트 제품 간에는 확연한 차이가 있었다. 이 차이는 임플란트 수명에서 분명하게 나타났다. **임플란트 제품의 수명을 예측하는 지표는 매년 발생하는 뼈소실 양**

이다. 이 뼈소실 양이 적으면 임플란트의 수명은 길어진다. 국산과 외국산 임플란트 제품 간에는 이 수명 지표값에 차이가 있었다. 그 차이를 만든 근본적인 이유는 첫째, **임플란트 표면 처리 방식의 차이였다**. 표면 처리 방식이 좋아야 뼈세포들이 임플란트 표면으로 빨리 자라 들어가기 때문이다. 임플란트 표면으로 뼈세포들을 잘 유도해야 뼈와 임플란트가 잘 붙게 되어 임플란트가 뼈 속에 단단히 굳게 된다. 둘째, **임플란트 모양의 차이다**. '보기 좋은 떡이 맛도 좋다'라는 말이 있다. 이 말은 임플란트의 모양에도 적용된다.

임플란트는 나사 모양을 갖고 있는데,
이 나사 모양이 좋을수록 뼈에 심는 것이 용이하고
심어진 상태에서 힘이 가해질 때 효과적으로 힘이 분산된다.
임플란트가 안정적으로 오래 유지되기 위해서
나사 모양은 중요하다.

지금은 국내 임플란트 회사들의 표면처리기술이 워낙 발달해서 외국계 임플란트 제품들과 비교해도 손색이 없다. 임플란트 모양 부분에서도 과거의 문제점을 개선하며 더 좋은 모양으로 발전시켜 왔다. 때문에 현시점에서 제조사의 차이는 거의 없다고 봐도 무방하다.
대한민국의 기술력은 널리 인정받아 2015년 의료기기 수출상품

중 임플란트는 당당히 2위 자리를 차지하고 있다. 다시 말해 현재 국내에서 많이 사용되고 있는 국산 임플란트 대부분은 일정 수준 이상이며, 신뢰하고 사용할 만하다. 특히 내가 잇몸을 절개하지 않는 임플란트 수술 방식을 사용하기 시작하면서 제품의 차이는 더 미미해졌다. 다만 **임플란트 제품의 수명은 치과의사가 그 임플란트를 어떻게 심고 환자가 그것을 어떻게 관리하느냐에 따라 달라진다.**

임플란트, 가격에 속지 마라.

인터넷에 의학 관련 정보는 넘쳐난다. 마우스 클릭 몇 번만 하면, 의학 전문 논문에 쉽게 접근할 수 있다. 일반인들 역시 의학 정보를 손쉽게 얻을 수 있다. 이렇다 보니 필요 이상으로 많이 노출되는 정보도 있다. 유튜브 동영상에는 수술 장면까지 공개되어 있다. **이런 경향이 만연해지다 보니 대중들은 의사를 무작정 신뢰하고 자신의 신체에 대한 권리를 전적으로 맡기기보다는 의사의 치료 과정에 대해 자세히 알고 싶어 하고, 그 선택과 결정 과정에 최대한 개입하려 한다.** 이는 하나의 흐름이 되어 가고 있는 듯하다. 그 과정에서 전문성이 요구되는 의사의 판단과 소견조차 의심의 대상이 되는 경우가 늘고 있으며, 동시에 의사에 대한 불신도 커지고 있다. 결과적으로 치과의사에 대한 신뢰가 약해지다 보니, 환자도 번거롭고 힘들어진다.

치과가 너무 많은 것도 이런 환경을 키우고 있다. '이 땅에 이토록 치과가 많은데, 어느 치과를 선택해야 하는가?' 나라도 같은 고민을 할 것 같다. 한 곳만 가서 선택하는 환자는 거의 없다. 다른 치과가 더 좋은지, 마치 백화점에서 쇼핑하듯 이 치과, 저 치과를 돌아다니면서 자기가 원하는 곳을 찾아다닌다. 치과의사, 치료계획, 치료비를 꼼꼼히 비교해가면서 말이다. 환자들이 치과의사에게 요구하는 사항도 점점 더 늘어나고 있다. 이런 상황이다 보니 치과는 환자에게 신뢰를 주기 위한 홍보, 광고 등의 마케팅을 시작할 수밖에 없다. 이제는 치과의사가 흰 가운을 입고 근엄하게 서 있는 것만으로는 환자들을 끌어올 수 없다.

문제는 환자에게 '무엇'으로 신뢰감을 줄 것이냐이다. 브랜드와 상품에 대한 인지도와 지지도를 높이고 신뢰를 주는 이미지를 구축해서 매출을 늘려나갈 수 있는 방법을 모색하는 게 마케팅의 정석이다. 그중 하나가 광고다.

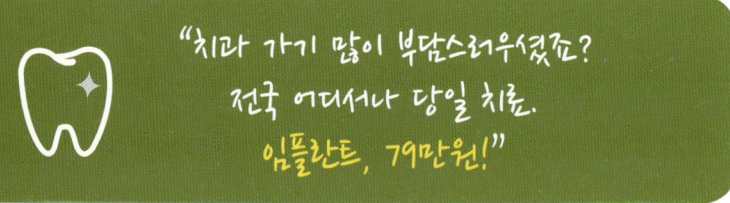
"치과 가기 많이 부담스러우셨죠?
전국 어디서나 당일 치료.
임플란트, 79만원!"

치료비용을 부담스러워 하는 환자에게는 너무도 자극적이고 매혹적인 광고다. 환자들은 '가격은 싼데 제대로 할까?' 하고 반신반

의하면서도 광고에 적힌 치과의 문을 두드린다. 이 치과들은 환자의 부담을 덜어주면서 질 좋은 치료를 하기 위해 저렴한 가격을 책정한 걸까? 가만히 들여다보면 현실은 그렇지 않은 것 같다.

2015년 건강보험심사평가원이 분석한
2014년 치과의원 신규 폐업 현황 자료에 따르면
2014년 165곳의 치과의원이 개원했고, 620곳이 폐업했다.

매일 약 두 곳의 치과가 문을 닫은 셈이다. 이 수치로 보면 개원 대비 폐업률이 58퍼센트나 된다. 생각보다 심각한 수치다. 이것은 나의 경험과도 일치한다. 5년 전 〈Flapless Implantology〉 영문판 출판기념회를 했다. 당시 참석했던 치과의사들에게 5년이 지난 후 〈Digital Flapless Implantology〉 출판기념회 초대장을 보냈는데, 절반 이상이 반송되어 왔다. 5년 전 치과 이름으로는 연락조차 되지 않았다. 얼마 전 50대 여자 환자 H가 진료실을 찾아와 했던 말이 기억난다.

"교수님, 작년에 치과에 가서 임플란트를 심었어요. 문제가 생겨서 그 치과에 다시 갔는데 없어졌더라고요. 10년 동안 무상으로 품질 보장해준다며 임플란트 보증서도 받았는데……."

치과의사는 임플란트를 심고는 떠나 버렸다. 아마도 그 치과의사는 다른 곳에서 다른 이름으로 개업했을 것이다. 임플란트는 심으면 끝이 아니다. 평생 유지 관리가 필요한데 심은 치과의사가 떠나 버리면 환자는 사기를 당한 거나 다름없는 것이다.

1990년대 중반 1만여 명을 조금 넘었던 치과의사 수는 2014년 2만 2,000명 가까이까지 늘어났다. 매년 800명의 새내기 치과의사들이 쏟아져 나온다. 치과를 막상 개원해도 비용을 회수하는 곳이 많지 않을 수밖에 없다. 폐업도 마찬가지다. 대부분의 치과의사들은 수억 원의 대출을 끼고 어렵게 개원한다. 그렇게 개원한 치과의사는 무턱대고 폐업할 수도 없다. 경쟁은 치열해지고 수익성은 악화된다. 이렇다 보니 '반값 임플란트' 광고가 나오는 것이다.

반값 임플란트 광고를 낸 치과를 찾아가면 상황은 달라진다.
실제로 반값에 임플란트를 심는 사람은 거의 없다.
대부분 여러 부가적인 수술이 꼭 필요하다는 설명을 듣게 된다.
그것이 필요한지 그렇지 않은지 환자는 판단할 수 없기 때문에
의사의 말대로 비용을 더 지불할 수밖에 없다.

그래서 깨알 같은 글씨로 광고에는 단서조항이, 눈에는 잘 띄지 않지만, 적혀 있다. '추가 수술 필요 시 별도 비용 발생.'

치과를 오랫동안 경영해온 치과의사들은 하나같이 말한다.

"반값 임플란트로는 치과 운영이 불가능합니다.", "정상적으로 영수증 끊고 세금 다 내고 반값에 임플란트 심으면 치과는 부도나죠."

현실이 이러하니 반값 임플란트 광고를 하는 치과들은 일단 환자를 끌어들인 후 뼈 이식이 필요 없는데 필요하다며 환자를 홀려서 가격을 올리는 것이다. 이런 치과를 찾아가면 그날 바로 임플란트를 심자고 한다.

반값이 아닌 것을 알게 되면 다른 치과로 환자가 가버릴까 봐 상담이 끝나자마자 바로 심는 것이다. 이런 치과에 들어간 환자 대부분은 임플란트를 심고 나온다. 웬만한 배짱이 아니면 심지 않고 치과를 빠져 나오기 어려울 것이다.

2014년 2월부터 성형외과, 피부과, 치과에서 미용 목적의 시술 및 수술에 부가가치세가 부과되었다. 부가가치세는 제품이나 서비스가 팔릴 때마다 부가되는 소비세다. 미용수술에 부가가치세를 부과한다는 건 결국 미용수술을 제품이나 서비스처럼 사고파는 '상품'으로 본다는 것이다. 의사들은 미용수술을 의술로 보고 여기에 부가가치세를 부담하는 것은 부당하다고 주장하고 있지만 말이다.

치과에서 치아성형(치아미백, 라미네이트와 잇몸성형술)과 악안면 교정술은 부가가치세 과세 대상이다. 하지만 임플란트는 과세 대상이 아니다. 그럼에도 임플란트를 상품으로 취급하는 치과의사와 환자들이 있다. 치과의사는 상품을 팔 듯 임플란트를 선전하고, 환자는 마치 마음에 드는 물건을 고르듯 의학적인 관점보다는 자신이 원하는 기준을 가장 잘 충족시켜주는 치과를 선택해 임플란트 수술을 받는다.

> "K 치과병원 임플란트 1개당 325만 원으로 가장 비싸…."
> "임플란트 고무줄 가격, 최대 3배"

　임플란트 가격에 대한 신문기사 제목이다. 치과를 찾아온 환자들이 임플란트 상담 때 가장 많이 하는 질문도 이와 유사하다.
　"왜 여기는 임플란트 비용이 다른 치과보다 더 비싸요?", "임플란트 원가가 얼마인데요?", "몇 십만 원짜리 나사 하나 박아주면서 여기는 왜 이리 비싸요?"
　솔직히 이야기하면, 의료 시술에 있어서 재료의 원가에 비교하면 수술 비용은 정말 비싼 편이다. 외과의사가 위절제 수술을 하는 데 소모되는 재료는 별로 없다. 메스 하나, 글로브, 일회용 수술 가운, 상처 꿰매는 데 사용하는 봉합용 실 몇 개, 피 닦는 데 사용하는 거즈, 그리고 상처를 씻어내는 데 사용하는 생리식염수가 전부다. 재료비는 몇 만원 들지 않지만 수술비는 수백만 원이다. 하지만 수술비는 재료비만으로 측정할 수는 없다. 수술비는 한 의사의 노력과 실력에 지불하는 기술료이다.
　임플란트와 백화점 상품과의 차이는 임플란트가 자신의 몸속에서 평생을 함께 지내야 하는 의료 상품이라는 것이다. 간혹 환자들이 찾아와 이런 요구를 할 때가 있다.
　"교수님, 치과에서 임플란트를 심었는데 마음에 들지 않아요. 교수님이 뽑고 다시 심어 주세요."

임플란트 수술은 샀다가 마음에 들지 않으면 바꿀 수 있는 상품과는 본질적으로 달라서 한 번 하면 원래대로 되돌리기가 어렵다.

임플란트 수술은 의술이고 기술이다.

임플란트 수술은 원가 개념으로 가격을 매길 수가 없다. **임플란트 가격은 수술하는 치과의사가 환자에게 행하는 기술료이기 때문이다.** 그 가격은 환자로부터 평가받고 싶은 치과의사 자신의 실력에 대한 값어치를 나타낸다.

위 절제 수술을 하는 경우 수술법은 크게 3가지다. 첫 번째 방법은 약 20센티미터 정도 크기로 배를 절개한 뒤 위를 절제하는 개복 수술이다. 두 번째는 배꼽을 약 1센티미터 정도 절개한 뒤 이곳으로 복강경 카메라를 삽입한 다음, 0.5센티미터 구멍을 추가로 뚫어서 젓가락처럼 긴 기구를 삽입하여 위 절제를 시행하는 복강경 수술이다. 세 번째, 복강경 카메라뿐 아니라 수술 기구까지 조정하는 로봇을 이용해 위를 절제하는 로봇 수술이다.

수술비는 개복 수술은 200~300만 원, 복강경 수술은 500만 원대 그리고 로봇 수술은 1,000만 원대에 이른다. 같은 개복 수술이지만 수술 방법에 따라 가격이 차이가 난다. 이런 차이가 나는 근본적인 이유는 수술 후 남는 흉터의 크기가 다르고, 회복 기간이 다르고, 느끼는 통증도 다르고, 입원 기간도 다르기 때문이다. 가장 비싼 로봇 수술은 가장 작은 흉터를 남길 뿐만 아니라 회복이 빠르고, 통증도 적고, 입원 기간도 가장 짧다. 로봇을 사용하기 때문에 수술비가 비싼 것이 아니라 치료의 질이 좋기 때문에 비싼 것이다.

치과 임플란트 비용도 마찬가지다. 만약 똑같은 임플란트를 사용하고, 똑같은 수술법을 사용하고, 수술 후 똑같이 상처가 생기고, 회복 기간도 같고, 통증도 같고, 임플란트 수명도 같다면 "여기는 왜 이렇게 비싸냐?"라고 묻는 게 당연하다. 그러나 비용이 비싼 만큼 환자가 더 편하고, 임플란트를 더 오래 사용할 수 있다면 환자는 기꺼이 받아들일 것이다.

대학병원에서는 교수, 조교수, 임상강사, 수련의 등 의사의 경력 및 시술 숙련도에 따라 임플란트 시술비가 다르게 책정된다. 환자들이 직접 선택한 교수로부터 진료를 받는 것이 특진이다. 더 좋은 치료를 받을 수 있을 거라는 기대를 갖고 특진을 선택하는 것이기 때문에 대학교수 특진으로 받는 수술 비용은 개인 치과의원보다 훨씬 비싸다.

만약 대학병원에 있는 교수로부터 특진을 받아 임플란트를 심은 환자가, 개업한 치과의사와 비슷한 수준의 치료 결과를 보이거나 더 심한 수술 후유증을 겪게 된다면 환자들은 "이 대학병원은 왜 이렇게 비싸냐?"라고 물을 것이다. 교수라는 간판과 지위만으로 몇 배 더 비싸게 치료비를 받을 권한은 없다고 생각한다.

의료계에 몸담고 있는 의사들은 모두 자신이 하고 있는
치료 행위에 대한 냉정한 가치 평가가 필요하다.
그리고 환자에게 요구하는 치료비를 감안해
그에 합당한 가치를 가지는 치료를 하고 있는지
돌이켜 보아야 한다.

앉아서 환자를 기다리던 시대는 지났다. 요즘에는 의사들도 마케팅을 해야 한다. 적극적으로 병원을 홍보하고 실력이 있음을 입증해야 살아남을 수 있다. 이런 상황에서 병원들이 매스컴에 눈을 돌리게 되는 건 지극히 자연스러운 현상이다. 매스컴 마케팅만큼 효과가 확실한 마케팅도 없으니 말이다. **환자들은 임플란트를 하기 위해 병원을 고를 때도 매스컴에 나온 병원을 더 신뢰하고 선호하게 된다.** 특히 신뢰할 수 있는 매체에 실리면 사람들의 그 기사에 대한 믿음 때문에 효과가 더 크다.

의료 기술은 공유할수록 더 발전한다.

2012년 여름, 잇몸을 절개하지 않는 임플란트 수술에 대한 기사가 〈중앙일보〉에 났다. '잇몸 절개하지 않는 임플란트'라는 이름이 어렵다며, 기사는 '심플 임플란트'라는 이름으로 작성되었다. 수술하는 모습을 취재하고 환자와 인터뷰까지 해서 기사가 나갔다.

15분 만에 치아가 없던 곳에 치아가 만들어지는 모습의 사진도 신문에 함께 실렸다. 그리고 이 수술에 대한 검증자료를 위해 담당기자는 임플란트 전문가인 다른 치과대학 구강악안면외과 교수와의 인터뷰도 첨부했다. '수술 시간이 짧고 정확하다'는 그의 의견이 기사의 진실성에 힘을 실어 주었다.

〈중앙일보〉의 힘을 실감할 수 있었다. 그동안 KBS 강원 9시 뉴스, YBN 9시 뉴스, 〈매경이코노미〉, 〈강원일보〉 등에 여러 번 잇몸 절개하지 않는 임플란트에 대한 내용이 보도되었지만 별 효과가 없었던 것과는 천지차이였다. 이 기사는 잇몸 절개 없는 임플란트 수술을 일반인들에게 알리는 데 많은 역할을 했다. 절개하지 않는다는 생소한 이름이 사람들의 마음을 이끌었다. 기사가 나가자마자 병원으로 걸려오는 문의 전화 탓에 업무를 볼 수 없을 지경이었다. 기사를 본 환자들이 전국에서 몰려들었다.

임플란트를 하러 병원을 찾아오는 환자가 날마다 증가했고, 환자가 또 다른 환자를 데리고 왔다. 병원 경영을 맡고 있는 교수가 농담 삼아 이렇게 말할 정도였다.

"최교수, 절대 다른 사람들에게 가르쳐주지 마라! 그렇게 쉽게 할 수 있는 수술법이면 다른 치과에서도 쉽게 따라 할 수 있잖아. 그러면 우리 병원에 굳이 오지 않을 거 아냐?"

어렵게 쌓은 노하우일수록 혼자만 알고 있어야 한다고 생각하는 사람들도 있지만 나는 생각이 다르다. 노하우는 많은 사람과 공유

할수록 그 가치가 높아진다고 생각한다. 그래야만 그 분야가 더 발전하고 자신도 더 높은 곳을 목표로 삼을 수 있다. 게다가 앞서 말했듯이 무엇보다도 내게는 꿈이 있었다.

**전 세계 환자들이 절개 임플란트 수술로 인한
고통을 받지 않게 하는 것!**

나는 기꺼이 나의 노하우를 공유했다. 현재 내가 일하는 병원 가까이에 있는 수십 개의 치과에서도 나와 동일한 방법으로 잇몸 절개하지 않는 임플란트 수술을 하고 있다. 어떤 치과는 노골적으로 내 이름까지 넣어서 광고한다.

"저희 치과는 최병호 교수와 같은 방법으로 임플란트를 심는 치과입니다."

그래도 나를 찾는 환자는 여전하다. 오히려 시간이 갈수록 더 늘어나는 느낌이다. 잇몸 절개 없는 임플란트 수술법을 사용하고자 하는 치과의사도 증가하는 추세다. 그 과정에서 잇몸 절개 없는 수술에 관심이 있어도 정보가 부족해 갈증을 느끼는 사람들이 많다는 것을 깨달았다. 그런 이유로 그동안 축적해온 잇몸 절개 없는 수술에 관한 실험결과, 임상결과와 노하우를 공개하기로 결심했다.

먼저 잇몸 절개 없는 수술에 관심 있는 치과의사 및 교수를 중심으로 전국적인 조직을 만들고, 2012년 9월 2일 플랩리스 임플란트

최병호 교수팀 '심플 임플란트' 시술

• 2012년 여름, 〈중앙일보〉에 난 잇몸 절개하지 않는 임플란트 수술에 대한 기사 사진.

학회를 출범했다. 전국에서 오는 사람들의 편의를 위해 서울역에서 가장 가까운 장소에서 창립총회를 개최했는데, 말 그대로 대성공이었다.

학회를 출범시켰을 때의 기쁨과 감격은 이루 말할 수 없을 정도로 컸다. 드디어 많은 치과의사들에게 잇몸 절개 없는 임플란트 수술을 확산시킬 수 있는 기반을 마련했다는 성취감과 함께 대한민국에서 이 분야를 선도해 나갈 수 있는 조직을 결성했다는 자부심 그리고 이 조직을 앞으로 잘 이끌어나가야 한다는 강한 책임감을 느꼈다.

오랫동안 나름대로 잇몸 절개 없는 임플란트 수술을 발전시키고자 노력해왔고 이젠 어느 정도 결실도 맺었다. 하지만 앞으로 가야 할 길이 남아 있다. 방향은 정해져 있다. 얼마나 빨리 전파하는가가 관건이다. 비록 잇몸 절개 없는 임플란트 수술이 빠른 속도로 대중화되고는 있지만, 이 임플란트 수술의 안전성과 최고의 수술 효과를 보장하지 못하면 사용자는 자기가 사용하던 옛날 방식으로 쉽게 돌아가 버리게 된다.

내용 없는 양적 팽창은 오래 가지 못한다. 칼은 생명을 살릴 수도 있고 죽이는 데도 사용될 수 있다. 잇몸 절개 없는 임플란트 수술은 임플란트를 원하는 사람에게 시행되는 외과적 수술이고 의학이다. 그래서 나는 앞으로도 치과의사와 환자들에게 정확한 정보를 제공하고 올바른 선택을 할 수 있도록 도와 환자들이 안전하게 임플란트 치료를 받고 결과에 만족할 수 있도록 하는 데 내 모든 시간과 노력을 쏟을 것이다.

IMPLANT

7

환자와의 갈등,
그 위험

의료에 변명이 있을 수는 없다.

변명과 설명에는 엄청난 차이가 있다. 변명은 책임을 회피하는 구실을 찾는 말이라는 인식 때문에 대부분의 사람들은 변명하는 사람을 신뢰하지 않는다. 변명은 하면 할수록 사람들로부터 미움을 받지만, 설명은 하지 않을수록 오해와 갈등을 낳는다.

치과 치료에 있어서 설명은 아주 중요하다. 치료에 대한 내용을 환자가 알 수 있도록 초반에 잘 설명하지 못하면 환자와의 이해 차가 커질 수밖에 없다. 또한 설명은 시차가 굉장히 중요한데, 반드시 치료 전에 해야 한다. 치료 후에 하면 초라한 변명이 된다.

20년 전 내가 치과의사가 된 지 얼마 안 되었을 때의 경험담이다. 20대 여성이었던 I는 교통사고로 앞니 3개를 잃어버려 그 부위에 임플란트를 하러 치과를 찾았다. 그녀는 급한 대로 임시치아를 하고 있었다.

"선생님, 치아가 빠진 부위에 임플란트로 치아를 하고 싶어요."

"제가 최선을 다해 예쁘게 만들어 보겠습니다."

I가 다시 치과를 방문했을 때 나는 그녀에게 임플란트를 심고 치아를 만들어 주었다. 내 입장에서는 더 이상 잘 만들 수 없는 치아였다. 그러나 그녀는 거울을 보자 눈물을 흘리며 말했다.

"선생님, 예쁜 치아에 대한 기대를 하고 임플란트를 했는데 너무 보기 싫어요."

"현재 환자분의 잇몸 상태에서 치아를 이것보다 더 잘 만들 수는 없습니다."

"딱 보기에도 치아 모양이 길지 않아요?"

"잇몸틀에 맞추어서 치아 모양이 만들어지기 때문에 그렇게 될 수밖에 없습니다."

"그렇다면, 수술 전에 미리 말씀해 주셨어야죠?"

"치아 모양은 만들어 보기 전에는 알기가 매우 어렵습니다."

"그럼, 전 어떡해요?"

"정 원하시면, 잇몸틀을 더 좋게 하기 위해서 뼈 이식 수술을 해야 합니다. 그 후 6개월을 기다린 다음 임플란트를 다시 심고 치아를 만들어야 합니다. 뼈 이식 수술한 후의 잇몸 모양도 수술을 해봐야 알 수 있습니다만."

"아무튼 저는 이런 치아를 가지고 살 수 없어요."

결국 I는 임플란트를 뽑고 세 달을 기다린 다음 뼈 이식 수술을 했고, 임플란트를 다시 심고 나서 치아를 또다시 만들었다.

**환자가 만족하지 못한 치료에 대한 나의 설명은
모두 초라한 변명이 되었고, 그 후 나는 치료가 그저
무사히 끝나기만을 간절히 바랄 뿐이었다.**

그로부터 20여 년이 흘렀다. 어느 날 20대 여성인 J가 윗니 앞니 임플란트를 하러 왔다. 큰 키에 예쁜 얼굴을 가진 여대생이었다. 그런데 얼굴에 표정도 없었고 말도 조심스럽게 했다. 그녀는 얼마 전 사고로 앞니 하나를 잃었다. 대부분의 사람들은 앞니를 잃으면 말도 없어지고 잘 웃지도 않는다. 그래서인지 J는 앞니 치료에 대한 기대치가 상당히 높았다.

"교수님, 빠진 앞니를 실제 치아처럼 예쁘게 해줄 수 있나요? 임플란트를 하러 여러 군데 치과를 갔지만 다들 결과는 해봐야만 알 수 있다고 하더라고요. 뼈도 이식해야 하고 이식한 뼈가 염증 없이 잘 아물어야 하고, 잇몸 부기가 가라앉고 안정이 되어야 치아 모양이 결정된다던대요."

우선 정확한 진단을 위해서 구강스캐너로 치아와 잇몸을 스캔하고, 턱뼈를 3차원 CT 촬영하여 얻은 2개의 디지털 자료로 임플란트 위치를 진단하고, 그 위치에서 치아를 만들었을 경우 어떤 치아 모양이 나오는지를 분석했다. 그리고 나서 치료 결과를 예측한 모습을 환자에게 보여주었다.

"이쪽은 뼈를 이식하고 임플란트를 심었을 때의 모습이고, 다른 쪽은 뼈를 이식하지 않고 임플란트를 심었을 때의 모습입니다."

사진을 보던 J가 놀라면서도 웃으며 말했다.

"이 정도면 뼈를 이식할 필요가 없겠네요."

"임플란트 심고 나면 바로 치아를 가질 수 있습니다. 잇몸을 째지

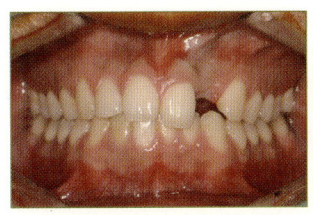 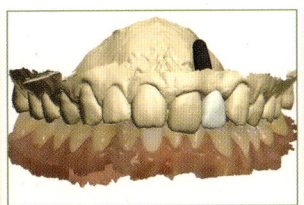 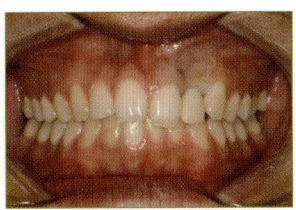

• 왼쪽은 임플란트 심기 전 구강 내 모습이다. 가운데는 구강스캐너로 치아와 잇몸을 스캔하고 턱뼈를 3차원 CT 촬영하여 얻은 2개의 디지털 자료로 임플란트 위치를 진단하고 그 위치에서 치아를 만들었을 경우 치아 모양이 어떻게 나오는지 분석한 모습이다. 오른쪽은 임플란트를 심은 직후 모습으로, 예측한 대로 치아가 만들어졌다.

않고 시술하기 때문에 잇몸의 모양에 변화가 없습니다. 바로 당일 날 미리 제작된 치아를 끼울 수가 있죠."

"정말 그게 가능한가요?"

"네. 정확하게 임플란트가 심어지고 미리 제작된 치아를 바로 연결하기만 하면 됩니다."

"정말 신기하네요."

"준비하는 데 이틀이 걸립니다."

이틀 후 환자는 임플란트를 심었고, 거울 속에서 금방 만들어진 치아를 보면서 만족해했다.

환자와의 공감대를 형성해라.

개인적으로 요즘 아름다움에 대한 사람들의 욕구가 도를 넘는다고 생각한다. 치과의사는 치아의 건강뿐만 아니라 치아의 아름다움까지 책임져야 하게 되었다. 예전에는 치과의사가 아름다움까지 책임져야 할 이유가 없었고, 그런 기술이나 능력도 없었다. 하지만 지금은 그만큼 기술도 발달했고 사람들이 치과에 거는 기대도 크다.

사람들의 평균 수명도 길어지고, 더 젊고, 더 아름답게 살고 싶다는 욕구도 강해졌다. 그만큼 환자들의 치료에 대한 기대 수준이 높아졌다. 만약 치료 결과가 환자의 높은 기대 수준에 미치지 못하면 불만이 생긴다. 치과의사는 최선을 다해 치아를 만들었는데 환자가 마음에 들지 않는다고 하면 난감해지는 것이다. 상황이 더욱 악화되면 환자는 치과의사를 상대로 소송을 제기하기도 한다. 따라서 치료 결과를 예측하는 것은 굉장히 중요하다.

원시인들은 사냥을 할 때 사슴의 발자국만을 보고도
이 사슴이 얼마나 크며, 어디를 향하고 있고,
언제 그곳을 지나갔는지를 예측했다고 한다. 마찬가지로
치과의사들은 환자의 턱뼈와 치아, 잇몸의 상태를 보고
치아가 어떤 모습으로 만들어질지 예측해야 한다.

그리고 가장 중요한 건 꼼꼼하게 환자에게 설명을 하는 것이다. 이는 치과의사와 환자 사이에 발생할 수 있는 오해의 소지를 미리 차단하는 중요한 과정이다.

보지 않으면 믿지 못하는 것이 인간의 마음이다. 본다는 것은 확인을 의미한다. 과거에는 엑스레이를 통해서만 인체의 내부를 확인할 수 있었다. 하지만 지금은 각종 기계를 통해 우리 몸의 내부를 3차원적으로 볼 수가 있다. 뼈뿐만이 아니라 신경계나 혈관 형태까지도 확인이 가능해졌다. 치아와 잇몸까지도 말이다.

디지털 영상기술의 개발이 이 모든 걸 가능하게 했다. 치료의 결과를 예측해 눈으로 확인할 수 있도록 보여주는 것은 앞으로 지어질 아파트의 모델하우스를 미리 보여주는 것과 같다. 환자는 치료를 시작하기 전에 심리적으로 안정을 가질 수 있고, 치과의사가 환자에게 치료 과정을 설명하고 이해시키는 데도 큰 도움이 된다.

임플란트 치료 결과의 예측은 다음과 같은 과정으로 이루어진다. 우선 구강스캐너로 입 안을 스캔하여 구강 내 모습의 영상을 얻어낸다. 구강스캐너는 1초에 3,000장 이상의 사진을 촬영하여 매우 정교한 3차원 디지털 이미지를 만든다. 이렇게 얻어진 환자의 구강 내 스캔 영상과 턱뼈를 촬영한 3차원 CT 영상을 컴퓨터 진단용 소프트웨어를 이용하여 중첩시킨다. 이를 통해 치아와 잇몸의 구조와 턱뼈의 형태를 동시에 볼 수 있고, 이 구조물을 보면서 임플란트를 심는 가장 적합한 위치를 결정한다. 이렇게 위치가 결정된 임플란트와 주위 턱뼈의 두께, 잇몸의 두께와 형태 그리고 인접한 치아와 마주보는 치아와의 관계성을 고려하여 예측되는 치아의 모양을 디자인한다.

임플란트 치료에 있어서 또 하나 중요한 것이 있다. 예측한 대로

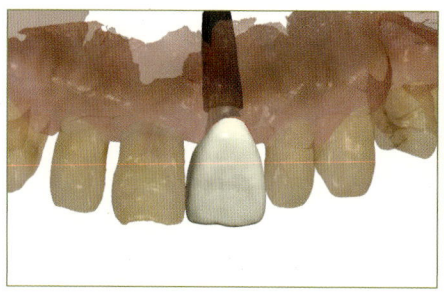
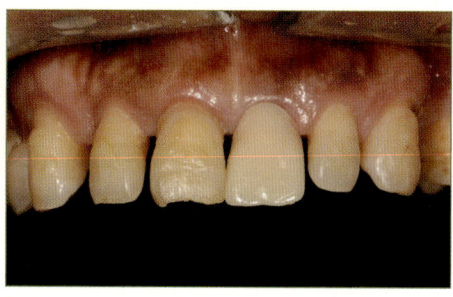

• 왼쪽은 임플란트 수술 전에 치료 결과를 예측한 모습이고, 오른쪽은 잇몸 절개 없는 수술법으로 수술한 후의 모습이다.

치료 결과가 나오도록 수술이 되어야 한다는 것이다. 예측한 대로 이루어지지 않으면 예측은 무용지물이다. 예측한 대로 결과를 얻기 위해서는 정밀도 높은 수술 장치와 수술 기구의 사용이 필수적이다. 또한 잇몸 절개 없는 수술이 사용되어야 한다. 충분히 예측이 가능하기 때문이다.

만약 '잇몸을 절개하는 수술법'을 사용하면 수술 후 잇몸 뼈도 변하고 흉터가 생겨 잇몸 모양이 어떻게 잡힐지 예측할 수 없어서 만들어질 치아 모양도 예측할 수 없다. 반면 '잇몸을 절개하지 않는 수술법'을 사용하면 수술 후에도 잇몸 모양이 변하지 않기 때문에 치아 모양을 예측할 수 있다.

사람들에게는 혼자서도 잘하면서 누가 시키면 하지 않는 청개구리 심보가 있다. 하지만 의사는 환자에게 지시할 수밖에 없다.

"이 검사를 하십시오!", "이렇게 하셔야 합니다!", "제가 말하는 지시사항을 꼭 지키셔야 합니다!"

지시와 설명 사이에는 중요한 차이가 있다. 지시는 명령이고 설명은 환자가 잘 알 수 있도록 말해주는 것이다. 지시는 환자로 하여금 불만을 갖게 할 소지가 다분하다. 때문에 의사는 이러한 지시가 설명이 되도록 노력해야 한다. 이렇게 함으로써 환자와 의사와의 신뢰관계가 형성되어 가기 때문이다.

20년 전 내가 치과의사가 된 지 얼마 안 되었을 때의 모습을 회상해본다.

"안녕하세요! 어떻게 오셨죠?"

"임플란트를 하러 왔어요. 애들이 하도 치과에 가보라고 해서. 가게 일도 봐야 하는데, 제가 한가하지가 않거든요."

"어디에 임플란트를 하고 싶은 거죠?"

"오른쪽 밑이요. 안 아프겠죠?"

"네, 먼저 치아에 대한 본을 뜨고 엑스레이를 찍어 보았으면 합니다. 나가시면 간호사가 안내해줄 겁니다."

20년 전 진료실에서 환자와 나누었던 대화의
흔한 장면이다. 흔히 오가던 대화였겠지만
환자는 어떻게 느꼈을까 생각해보면 괜히 미안해진다.

환자는 시간이 없다고 호소하는데 나는 환자의 얘기를 그저 흘려들을 뿐, 환자의 감정에 대해서는 아무 관심도 기울이지 않고 단지 지시만 하고 있다. 환자는 검사하면서도 쓸데없는 검사를 하는 건 아닐까 궁금해 했을 것이다. 수납창구에서는 비용이 비싸다고 생각했을 것이다.

그 후로 20년이 지났다. 그동안 환자를 대하는 나의 모습은 많이 변했다. 일단 환자를 향해서는 늘 미소를 지으려고 애쓴다.

"안녕하세요? 많이 기다리셨죠? 어떻게 오셨죠?"

"임플란트를 하러 왔어요. 애들이 하도 치과에 가보라고 해서. 가게 일도 봐야 하는데, 제가 한가하지가 않거든요."

"그러시군요. 일 하시나 봐요? 어떤 일 하세요?"

"조그만 가게를 하고 있어요. 지금 제가 병원 와서 애들 아빠가 가게를 보고 있어요."

"아이쿠, 바쁘시군요. 얼른 가보셔야겠네요. 어디에 임플란트를 하고 싶은 거죠?"

"오른쪽 밑이요. 안 아프겠죠?"

"시술 때 마취하면 아프지 않습니다. 가족분들이 어머님 걱정을

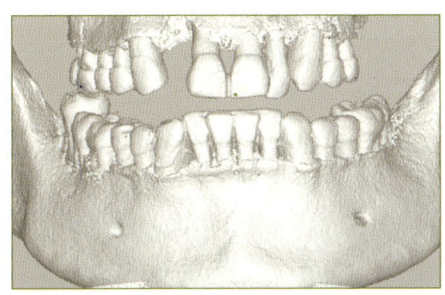 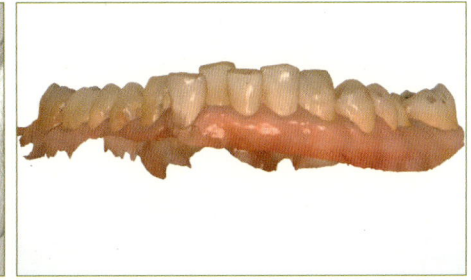

• 왼쪽은 턱뼈의 3차원 CT 모습이고, 오른쪽은 구강스캐너로 촬영한 구강 내 모습이다.

많이 하나 봅니다. 의자에 머리 뒤쪽을 대고 누워보세요. 제가 구강 상태가 어떤지 한번 보겠습니다. (구강 검사 후) 이 빠진 자리 옆에 있는 치아 보철물은 언제 하신 거죠? 혹시 불편하지 않습니까?"

"한 10년 됐어요. 아직까지 말썽을 피운 적은 없어요."

"잘 사용하셨네요."

"맞아요. 그때 그 치과의사 참 꼼꼼하게 잘해줬어요."

"제가 보기에는 간단하게 임플란트를 심을 수도 있을 것 같습니다. 하지만 구강 내 상태와 턱뼈 상태를 자세히 검사해봐야 알 수 있을 것 같아요. 확인하기 위해서 구강 내 스캔하고 치과 CT를 찍어보았으면 합니다. 나가시면 간호사가 안내해줄 겁니다. 빨리 검사하고 가실 수 있도록 제가 간호사에게 얘기해 놓겠습니다."

"교수님, 인상이 참 좋아요!"

"그렇게 봐 주시니 고맙습니다."

환자는 이런 내 모습을 보고 마음에서 나오는
친절을 느꼈을 것이다. 그리고 친근감도 느꼈다고 생각한다.
환자는 검사를 받으면서 검사가 정확하게 되도록
협조를 잘했을 테고, 비용을 지불하면서도
비싸다고 생각하지 않았을 거라고 나는 믿고 있다.

앞으로는 환자의 요구 수준과 기대 수준이 더 높아질 것이다. 그들은 인터넷에서 찾은 많은 의료 정보로 무장하고 치과의사를 찾아올 것이다. 때문에 치과의사의 역할은 단순히 치료하는 전문가에서 환자의 걱정과 고민을 함께 해결하는 조력자로 변화되어야 할 것이다. 여기에서 중요한 건 치과의사의 공감 능력이라고 생각한다.

공감할 수 있는 치과의사만이 환자와 의미 있는 대화가 가능하고, 결국 제대로 된 치료 결과를 얻을 수 있다. 신뢰가 무너지면 최신의 치료법과 최고의 기술로 치료한들 환자가 만족하는 결과를 얻을 수 없다.

'행복은 오로지 자기 마음먹기에 달려 있다'는 말처럼 치료 결과에 대한 만족은 오직 환자 마음먹기에 달려 있다.

연습한 대로 수술하라.

"임플란트 그거, 턱뼈에 나사 하나 박는 거, 대충 심으면 되는 거 아니에요?"

임플란트를 벽에 못 박는 단순노동처럼 간단하게 생각하는 사람들이 있다. 물론 이와는 반대로 걱정을 많이 하는 사람들도 있다.

"막상 임플란트 수술을 하려니 걱정이 많이 생기네요. 만에 하나 수술이 잘못되기라도 한다면 어떡해요?"

"제가 워낙 약골이어서 문제가 생기지 않을까요?"

어떤 부류의 환자든 상관없이 당사자가 받아야 할 수술에 대해서는 확실하게 이해해야 한다. 이것은 환자에게 해주어야 할 의사로서의 가장 기본적인 의무다. 말보다는 시각적으로 설명할 때 효과가 더 크다. 수술에 관한 일반적인 설명이 적힌 책자보다 환자 본인의 상태에 대해 진단하고 치료 계획을 세운 사진으로 설명하면 더 쉽게 이해하면서 동시에 수술에 대한 신뢰를 가질 수 있을 것이다.

불과 10년 전만 해도 운전하며 길을 찾을 때는 도중에 차를 세워 사람들에게 길을 물어야만 했다. 그런데 언제부터인가 차에 설치된 내비게이션이 길을 알려주면서 그럴 필요가 없어졌다. 막힌 길을 표시해줄 뿐만 아니라 심지어 지름길까지도 가르쳐준다. 놀라운 기술의 진보다.

이러한 기술발달에 기대어 임플란트 수술법도 더 편리하게 진일보했다. '구강 내 장치'가 개발되어 이 장치가 인도하는 방향대로 임플란트를 심으면 된다. 이렇게 심는 임플란트를 일명 '내비게이션 임플란트'라고도 한다. 환자 개개인의 턱뼈, 치아와 잇몸의 형태를 정밀하게 검사하여 '개인 맞춤형 구강 내 장치'를 제작해 수술하는 방법이다.

임플란트 수술이 너무 복잡하다고 생각할 수도 있다.
그러나 그만한 이유가 있다. 입 안에서
가장 적합한 임플란트의 위치를 찾아야 하기 때문이다.
잇몸은 겉으로 보이는 것이 전부가 아니다.

잇몸 속사정뿐만 아니라 외부 상황, 즉 치아가 받는 힘의 양상을 모르고서는 제아무리 화타(華他)라 하더라도 임플란트 수술을 제대로 하기가 어렵다.

어떤 병이든 진단이 정확해야 최선의 치료법을 찾을 수 있다. 나타나는 증상이 비슷해도 원인에 따라 병명도 달라지고 치료법도 달라지듯이 임플란트 수술도 마찬가지다. 임플란트 수술을 위한 진단이 정확해야 최상의 결과를 이끌어낼 수 있다. 임플란트 수술을 위한 진단은 임플란트 심는 위치를 정하는 과정이다. 임플란트의 위치는 단순히 턱뼈의 구조에 의해 결정되는 것이 아니라 이웃한 치아와 잇몸까지 세심하게 살펴보아야 한다.

사전검사는 무척이나 중요하다. 검사 결과에 따라 적합한 위치를 선택해야 하기 때문이다. 수술 전에 3차원 CT 촬영과 3차원 구강스캔을 하는 이유가 바로 이것이다.

   3차원 CT가 개발되기 전에는 2차원 CT가 사용되었다. 3차원 CT는 입체도형을 촬영하면 그 도형 전체를 보여줄 수 있지만, 2차원 CT는 그 도형의 단면만을 보여줄 수 있었다. 그래서 2차원 CT로 턱뼈를 찍으면 턱뼈의 단면만을 볼 수 있었다. 이 단면에서 임플란트 위치를 잡았기 때문에 이 임플란트가 주변 치아들이나 마주보는 치아들과 어떤 관계를 갖고 있는지 확인하기가 어려웠다.

구강 내에 치아를 만들 때 이웃한 치아와 조화를 이루는지
확인하는 과정은 매우 중요하다.
왜냐하면 조화롭지 않은 치아가 입 안에 만들어지면
환자는 부자연스럽고 불편한 느낌을 갖게 될 것이기 때문이다.

   3차원 CT는 턱뼈와 치아를 입체적인 영상을 통해 전체를 보여주기 때문에 임플란트가 이웃한 구조물들과 조화를 이루는지 확인할 수가 있다.

   간혹 치과의사들 중에는 치아가 하나도 없는 경우에만 구강 내 장치를 사용할 뿐, 그렇지 않을 때에는 전혀 사용하지 않는 의사들이 있다. 임플란트를 심는 개수가 많을수록 수술은 어려울 수밖에 없다. 치아가 하나 빠진 곳에 하나 심는 임플란트 수술이 가장 간단하다.

이 자리를 빌어 부끄러운 고백을 하자면, 구강 내 장치를 사용하지 않고 내 실력만으로 임플란트를 심었을 때, 수술 후 심어진 임플란트 모습을 X-레이로 볼 때마다 '완벽하다'고 생각한 임플란트는 단 하나도 없었다. '조금만 더 왼쪽으로 심었으면 좋았을 텐데! 조금만 더 기울여서, 조금만 더 깊게.' 매번 이런 아쉬움이 남았다. 완벽한 치아는 완벽하게 심어진 임플란트에서 만들어진다. 조금이라도 부족하게 심어진 임플란트를 볼 때마다 나는 환자에게 미안함을 느꼈다.

잇몸을 절개하지 않는 임플란트 수술은 1밀리미터, 각도 1도의 오차도 허용하지 않고 심을 수 있는 아주 정교한 수술이다. 심겨진 임플란트 모습을 보면서 "완벽해!"라는 감탄사가 나와야 한다.

구강스캐너는 작은 구강카메라를 입 안에 넣어 치아와 잇몸을 촬영하는 도구다. 1초에 수천 장의 사진을 찍는 동시에 사진들을 합쳐 영상으로 재구성한다. 3차원 CT는 뼈와 치아를 입체적으로 보여주는 데 그치지만, 구강스캐너는 치아와 잇몸을 실물과 같은 모습으로 보여준다.

구강스캐너가 개발되기 전에는
겨우 뼈와 치아의 구조만 파악할 수 있었다.
때문에 치료 계획을 제대로 세우지 못하는 경우가
종종 발생했다. 양배추가 보기와는 달리
속이 꽉 차 있듯이, 잇몸도 그렇다.

예를 들어 잇몸의 폭이 매우 좁아 임플란트를 심을 수 없을 것으로 보였던 환자가 실제로 CT를 찍어보면 예상했던 것과는 달리 턱뼈가 양호한 경우가 많다. 이때 뼈보다는 잇몸 연조직에서 문제를 찾아야 하는데 CT에서는 연조직을 볼 수 없었다. 하지만 3차원 구강스캐너는 이 문제를 완벽하게 해결해주었다.

와인이라고 해서 다 같은 것이 아니다. 와인에도 레드 와인이 있고 화이트 와인이 있다. 생산된 년도나 원산지에 따라서도 와인은 천차만별의 맛과 향을 갖는다. 마찬가지로 구강스캐너라고 해서 모두가 같은 특성을 갖는 것은 아니다. 구강스캐너 종류에 따라 그 특성이나 성능도 각기 다르다.

첫째, 일단 스캔 속도에서 차이가 난다. 스캔 속도가 느릴수록 입을 오랫동안 벌리고 있어야 하기 때문에 환자에게는 부담이 된다. 둘째, 정확성에 차이가 난다. 스캔한 수천 장의 사진들이 합쳐질 때 이미지가 심하게 틀어지는 구강스캐너도 있다. 셋째, 어떤 구강스캐너는 입 안에 파우더를 뿌려야만 스캔이 가능하기도 하다. 이런 경우 타액과 혀, 입술에 파우더가 뿌려져 불편하기 짝이 없다. 넷째, 3차원 이미지의 색깔에 차이가 난다. 대부분의 구강스캐너들이 단색으로 스캔이 되지만 덴마크 쓰리세이프(3Shape) 회사에서 개발된 구강스캐너는 자연색 컬러로 스캔이 되어 3차원 컬러 이미지로 환자와 상담할 수 있다.

3차원 CT의 국내 치과 보급률은 약 50퍼센트다. 두 곳 중 한 곳

의 치과에 3차원 CT가 구비되어 있다는 뜻인데, 이는 세계 최고 수준의 보급률이다. 반면 3차원 구강스캐너의 국내 보급률은 매우 낮다. 2015년 7월 자료에 의하면 덴마크에서 생산된 구강스캐너 약 300대가 국내에서 사용되고 있다.

이전에 치과에 가본 사람들 대부분은 치아 본을 뜬 경험이 있을 것이다. 구강스캐너가 없었을 때는 치아 본을 뜨고 그 본에 석고를 부어 석고모형을 제작해 진단에 사용했다. 하지만 본을 뜨는 과정에서 본이 변형될 수 있었고, 무엇보다 환자들이 힘들어 했다. 본을 채득하는 과정에서 환자는 재료가 입 안에서 굳어질 때까지 불편함을 견뎌야 했고, 비위가 약한 환자는 구토감에 괴로울 수밖에 없었다. 석고모형을 제작하는 과정에서 재료의 수축 및 팽창으로 오차가 발생하기도 했고, 제작시간이 오래 걸린다는 문제도 있었다.

반면, 구강스캐너를 사용하면 입 안 구조물을 촬영해 바로 영상을 만들기 때문에 이러한 단점들을 다 해소할 수 있다. 또한 자료는 디지털 이미지로 저장되어 인터넷만 연결된다면 세계 어느 곳의 치과의사와도 공유가 가능하다. 화상으로 의견을 나누면서 함께 가상수술(시뮬레이션)을 시행하고 가장 최적화된 수술 계획을 세우는 것이 가능한 것이다.

시뮬레이션은 어떠한 현상이나 사건을 컴퓨터에서 가상으로 수행시켜보고 실제 상황에서의 결과를 예측하는 것이다. 군인은 모의전투 시뮬레이션을 통해 전투력을 검증하고, 건축가는 교각의 안전성에 대해 시뮬레이션을 함으로써 다리의 붕괴를 미리 방지한다. 수영복 디자이너는 수영선수가 수영복을 입고 물속에서 얼마나 저항을 받게 되는지 시뮬레이션을 통해 나온 데이터를 바탕으로 가장 이상적인 수영복을 디자인하고, 엔지니어는 새 자동차를 개발할 때 운전 시뮬레이션을 함으로써 오류를 검증해나간다.

임플란트 수술도 시뮬레이션(모의수술)을 통해 더 안전하고 정확하게 수술을 할 수 있다.

**임플란트 수술을 시뮬레이션하기 위해서는
먼저 수술과 관련된 모든 변수들을 컴퓨터에 입력해야 한다.
그 변수들은 환자의 턱뼈, 치아, 잇몸에 대한 정보들이다.**

턱뼈와 치아에 대한 영상 정보를 가진 3차원 CT 자료와 치아와 잇몸 모양에 대한 영상 정보를 가진 구강스캐너 자료를 컴퓨터에 입력하면 턱뼈와 치아 그리고 잇몸을 모두 볼 수 있는 새로운 3차원 디지털 영상을 얻을 수가 있다. 이 영상에서 모의수술을 진행해 가장 이상적인 임플란트 위치를 잡는 것이다. 이 위치에서 수술 후에 만들어질 치아 모습을 만든다. 이 치아가 대합치아와 교합이 잘 되는지 확인하기 위해서는 저작기능 시뮬레이션이 필요하다. 디지털 시스템은 '가상교합기' 기능을 갖고 있기 때문에 이 저작기능 시뮬레이션이 가능하다. 이러한 시뮬레이션을 통해 아주 정교한 치

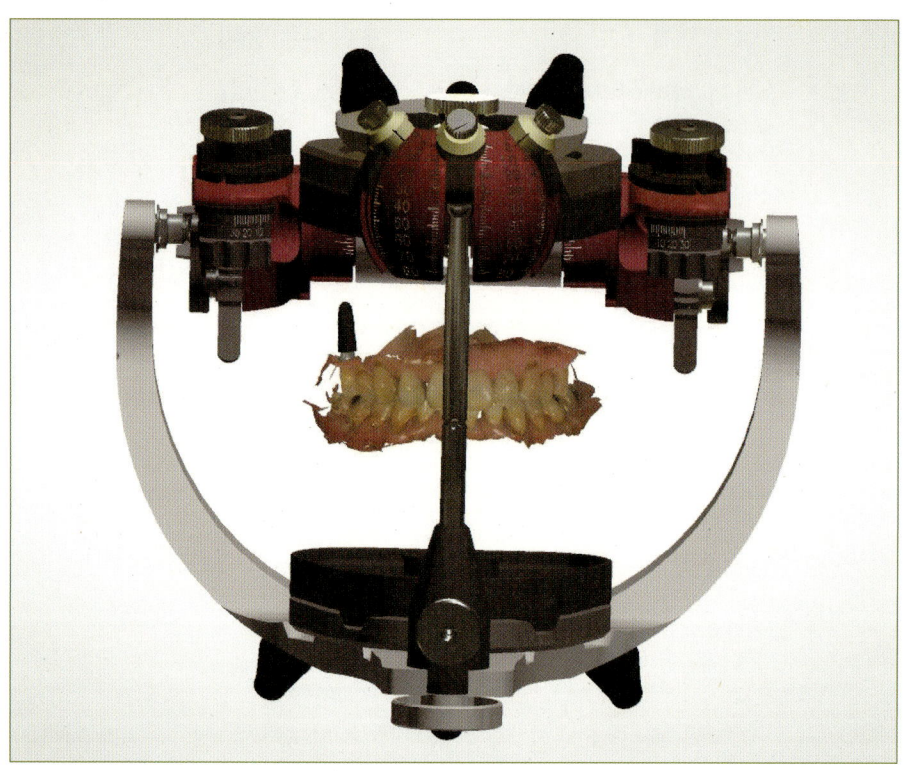

• 저작기능 시뮬레이션을 할 수 있는 디지털 '가상교합기'의 사진이다. 턱뼈에 위치시킨 임플란트 치아가 턱 기능을 유지하면서 대합치아와 교합이 잘 되는지 확인할 수 있어 아주 정교한 치아를 수술 전에 미리 만들 수 있다.

아를 수술 전에 미리 만들 수 있다.

    2010년 밴쿠버 올림픽에서 한국 피겨스케이팅 사상 첫 금메달을 따낸 김연아 선수는 경기를 마치고 인터뷰에서 "연습한 대로 경기를 펼쳐 기쁘다"라고 말했다. 임플란트 수술도 마찬가지다. 시뮬레이션을 한 대로 수술이 이루어지면 성공이다. 이 성공의 열쇠가 바로 '구강 내 장치'다.

시뮬레이션 과정을 통해 수술 계획이 세워지면 구강 내 장치를 디자인하고 제작한다. 이 장치를 이용하여 치과의사는 환자 입 안에서 시뮬레이션대로 이루어지도록 수술을 하게 된다.

'구강 내 장치'를 이용한 수술에는 몇 가지 장점이 있다. 무엇보다도 수술 시간이 짧다. 왜냐하면 시뮬레이션 과정에서 사용되는 기구와 그 기구의 사용 순서가 미리 결정되고 그대로 수술이 이루어지기 때문이다. 선수들이 획득한 금메달은 모두 긴 시간 땀을 흘려 노력한 연습의 결과이듯이, 짧은 수술 시간은 긴 시간 동안 연습하고 준비한 결과물이다. 과거에는 치과의사들이 대부분의 시간을 임플란트를 심는 수술에 사용했다. 그러나 지금은 대부분의 시간을 시뮬레이션에 사용하고 있다. 이 시뮬레이션이 수술의 결과를 좌우한다고 해도 과언이 아니다.

또 다른 장점은 **모든 수술 기구들이 구강 내 장치를 통해서 작동하기 때문에 손 떨림이 없고, 미세한 조작도 가능하다는 것이다.** 덕분에 정확하게 수술할 수 있을 뿐만 아니라 수술 뒤 통증이 적고 흉터도 작으며, 회복도 빨라졌다. 구강 내 장치를 이용한 수술의 조종은 결국 치과의사가 하는 것이기 때문에 경험이 많은 치과의사가 더 좋은 결과를 만든다고 할 수 있다.

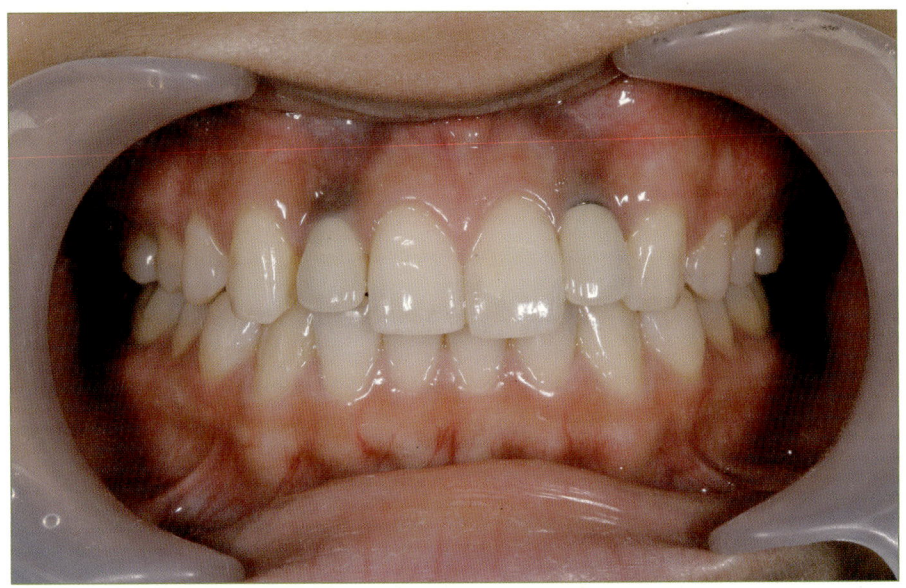

• 양측 상악 측절치에 임플란트를 심고 만들어진 치아 주변 잇몸이 푸르게 보인다. 이러한 결과를 수술 전에 시뮬레이션으로 미리 예측해야 한다.

수술 후 환자의 상태를 미리 예측하라.

"앞니에 임플란트를 했는데, 잇몸이 푸르게 보여요! 너무 속상해요. 치료 방법이 없을까요?"

가끔 진료실에 불만 가득한 얼굴로 찾아와 이렇게 하소연하는 환자들이 있다. 구강 내를 살펴보면 환자 말대로 임플란트를 심고 만들어진 치아 주변 잇몸이 푸르게 보인다. 일단 치아 모양은 예쁘다. 임플란트를 이용해 치아를 만드는 데는 성공한 것이다. 그런데 왜 임플란트를 심었는데 잇몸이 푸르게 보일까? 임플란트를 이용한 치료에서 이 부분이 가장 까다로운 부분이고, 초창기에는 이 부분을 해결할 수 없었다.

임플란트 구조는 앞에서 설명했듯이 임플란트, 지대주, 크라운, 이 세 부분으로 구성된다. 약 6년 전까지만 해도 치아 모양을 가진 크라운만이 치아 컬러를 가진 소재로 만들어졌고, 임플란트와 지대주는 검은 회색을 가진 타이타늄 소재로 만들었다. 임플란트와 지대주 색깔이 잇몸을 통해 비쳐지게 된다면 잇몸이 푸르게 보이는 것이다. 그러나 5년 전부터는 캐드캠 밀링기계가 치과에 도입되어 사용되기 시작했다. 치아 컬러를 가진 소재인 지르코니아로 지대주를 만들 수 있게 되었고, 그 결과 지대주로 인해 잇몸이 푸르게 보이는 문제는 해결되었다.

그러나 임플란트는 여전히 타이타늄 소재를 사용한다. 때문에 임플란트를 덮는 뼈가 얇으면 임플란트가 비치게 되고 잇몸이 푸르게 보인다. 이를 방지하기 위해 임플란트를 심기 전, 시뮬레이션을 통해 정확한 턱뼈와 잇몸 두께를 파악해야 하고, 임플란트를 위치시켰을 때 잇몸이 푸르게 보이지 않으면서 가장 예쁜 치아 모양이 나오는지를 결정해야만 한다.

잇몸이 푸르게 보이지 않도록 결정하는 기준은 다음과 같다.

적어도 1밀리미터 두께의 뼈가 임플란트를 덮거나
3밀리미터 이상 두께의 잇몸이 임플란트를 덮어야
푸르게 보이는 것을 막을 수 있다.

이러한 기준을 갖고 임플란트 위치를 결정해야 한다. 만약 잇몸이 매우 얇고 1밀리미터 이하 두께의 뼈가 임플란트를 덮게 되는 경우, 임플란트를 심으면 환자로부터 잇몸이 푸르게 보인다고 불만을 듣게 될 것이다. 이런 불만을 듣지 않으려면 임플란트 위치를 결정할 때 뼈와 잇몸의 두께를 세밀하게 측정해야 하는데, 이를 가능하게 해주는 것이 바로 3차원 CT와 구강스캐너이다.

임플란트를 심고 치아를 만든 잇몸이 푸르게 보이는 현상에 대한 환자들의 반응은 제각각이다. 별로 개의치 않는 사람들이 있는가 하면 예민한 반응을 보이는 사람들도 있다. 그래서 수술 전 시뮬레이션에서 잇몸이 푸르게 보일 것으로 예측이 된다면 환자에게 자세하게 설명을 해줘야 한다. 잇몸이 푸르게 보이지 않으려면 뼈 이식이 필요할 수도 있다. **환자가 원하는 바에 따라 추후의 수술방향이 바뀌겠지만 중요한 건 환자에게 수술 후 발생할 수 있는 후유증에 대해 분명하게 설명해야 한다는 것이다.**

8

물의 위험

입 안에 고이는 물은 위험하다.

예로부터 치아는 머리카락과 더불어 그 사람의 분신으로 여겨졌다. 그래서 그 옛날 기생들은 사랑을 나누었던 남자가 떠날 때 연정의 표시로 남자의 치아 하나를 뽑아 간직하면서 훗날 다시 만날 것을 기약했다. 남자는 기생에 대한 사랑을 증명하기 위해 아픔을 참으며 생니를 뽑아야 했다. 기생들은 남자가 떠나더라도 항상 자기를 생각하게 만들고 싶었다. 치아가 뽑힌 남자는 먹을 때나 말할 때나 입 속 빈자리를 느낄 것이고 그럴 때마다 자기를 그리워할 거라고 생각했던 것이다. 기생들은 치아를 주머니에 보관했는데, 그것이 바로 '정낭'이다. 그 주머니의 무게는 사랑의 무게로 여겨졌는데, 주머니가 크고 묵직해질수록 그만큼 많은 남자들의 사랑을 받았고 기생으로 영예로운 삶을 산 것으로 인정받았다. 그래서 기생이 죽으면 그가 평생 모아 두었던 치아를 담은 '정낭'을 무덤에 함께 묻어 주었다.

몇 년 전 나의 오른쪽 윗니 사랑니가 말썽을 부렸다. 치과대학에 다니던 시절 그 사랑니를 탐내던 친구가 있었다. 사랑의 정표가 아닌 단순히 실습을 위해서였지만 말이다. 멀쩡한 사랑니를 오직 실습용으로 뽑을 생각을 하니 일단은 끔찍했고, 그 이를 뽑겠다고 덤벼드는 사람이 의사도 아닌 풋내기 대학생이었기에 나는 두려웠다. 결국 친구의 어떤 꼬임에도 넘어가지 않고 사랑니를 간직한 채로 나는 대학을 졸업했다. 그 후 20년이 지났고 사연 많았던 그 사랑니가 기어코 말썽을 부린 것이다. 나는 구강악안면외과의사로 수련을 받으면서부터 사랑니를 뽑기 시작했고, 20년 동안 뽑은 이는 헤아릴 수도 없다. 뽑은 사랑니를 쌀 포대에 담았으면 어지간한 크기의 창고가 포대로 가득 채워졌을 것이다.

내 윗니 사랑니는 구강 내로 완전히 노출되어 있었기 때문에 발치하기가 쉬웠다. 그래서 거울을 보면서 내가 직접 뽑을 수 있다는 생각이 들었다. 치과의사는 평소에도 구강 내 거울을 사용하기 때문에 거울에 반사되는 모습에 익숙해져 있다. 입 안을 국소마취를 하고 발치감자(forcep)를 이용해 치아를 잡고 뽑기 시작했다. 이때 힘의 세기와 방향은 매우 중요한데, 치아의 뿌리가 부러지지 않는 방향으로 힘을 주어야만 한다. 그런데 그 힘의 방향에 감을 잡을 수가 없었다. 만약 뿌리가 부러지면 사태는 매우 심각해진다. 윗니 사랑니 뿌리는 상악동 바닥 가까이에 위치하기 때문에 만약 부러진다면 남은 뿌리 조각을 뽑아내야 한다. 이렇게 되면 상악동을 침범해야 하고, 상황은 손쓸 수 없이 악화된다. 그 점에 유의해 조심해서 시도했지만 환자에게서 가졌던 나의 손 감각이 느껴지지 않아 결국 포기할 수밖에 없었다.

다음날 동료 교수를 찾아가 사랑니를 뽑아 달라고 부탁했다. 환자가 되어 치과 의자에 누우니 괜히 마음이 심란해지고 심장도 더 빨리 뛰었다. 마취가 잘 되어 통증은 없었지만 동료 교수는 발치하는 도중에 여러 번 생리식염수로 시술 부위를 뿌려서 세척했다. 누워서 입을 크게 벌린 상태에서 목 쪽에 고이는 피 섞인 물은 삼키기도 어렵고 그렇다고 목 뒤로 안 넘어가게 목구멍을 목젖으로 막고 있는 것도 힘들었다.

동료 교수는 노련한 솜씨로 내 사랑니를
완벽하게 뽑아냈지만 그때 나는 큰 깨달음을 얻었다.
"물이 환자를 힘들게 한다."

임플란트 치료는 단단한 턱뼈를 깎아 그 속으로 임플란트를 심는 일이다. 단단한 구조물을 효과적으로 삭제하기 위해 초고속 드릴을 사용하는데, 고속의 회전으로 물체가 마찰되면서 열이 발생한다. 이러한 현상이 뼈와 드릴 사이에서도 발생한다. 이때 발생하는 열을 냉각시키기 위해서 물을 뿌리고, 그 물은 치과 의자에 장착된 석션으로 빨아낸다. 그러나 흩어지는 물을 다 빨아내지 못하기 때문에 일부는 입 안에 고일 수밖에 없다. 고인 물은 환자의 목 뒤쪽, 즉 목구멍 쪽으로 흘러들어가게 되는데, 이 상황에서 석션을 담당하는 치과위생사나 치과의사는 하나같이 환자에게 이렇게 말한다.

"코로 숨 쉬면서 입 안에 머금고 계세요! 아니면 삼키세요!"

환자가 되어 보지 않으면 이 두 가지 일이 얼마나 힘든지 알지 못한다. 나도 환자가 되기 전에는 알지 못했다. 코로 숨 쉬고, 물을 삼키고, 우리가 평소에 늘 하는 일이다. 하지만 누워서 입을 크게 벌린 채 하기에는 쉽지가 않다. 물이 목으로 넘어갈 때는 혀 앞쪽이 윗니 뒤쪽 입천장을 세게 밀어 주어야 하는데, 입을 벌리면 이런 혀의 동작이 불가능한 것이다.

우리 몸 내부로 들어가는 통로에는 비강(코)과 구강(입)이 있다. 이 두 통로를 열고 닫는 기능을 가진 구조가 목젖이 있는 입천장(연구개) 부분이다. 이 부분이 밸브 기능을 하여 음식물을 삼킬 때는 음식물이 코로 넘어가지 않도록 코 쪽 통로를 막고, 코로 숨 쉴 때는 입 쪽 통로를 막아준다. 입을 다물고 코로 숨 쉴 때는 밸브가 자연스럽게 내려와서 구강 쪽 통로를 막아 편하게 코로 숨을 쉰다. 그런데 입을 크게 벌리면 구강 통로가 넓어지기 때문에 목젖과 입천장 근육과 혀뿌리 근육이 최대한 긴장해야만 넓어진 통로를 폐쇄할 수 있다. 사실 이 동작은 상당히 힘들어 환자들은 이따금 입으로 숨을 쉬기도 한다. 그러면 당장 의사의 말이 귓전을 때린다.

"기구가 떨어지면 목으로 넘어갈 수 있어요. 코로 숨 쉬세요!"

입을 다물기라도 하면 더 험악한 목소리가 들려온다.

"입 다물면 안 돼요! 수술 기구가 뼈 속으로 들어갑니다!"

치아를 깎고, 뽑고, 뼈를 깎는 치료 자체보다 환자를 더 힘들게 하는 것이 물이다. 대부분의 환자들은 치료가 끝나면 끝난 그 자체만으로 스스로를 위로한다. 그래서 치료받으면서 힘들었던 것들을 당연하게 받아들이고 치과의사에게는 잘 이야기를 하지 않는다.

한번은 이런 일이 있었다. 50대 여자 환자에게 임플란트 수술을 끝낸 다음, 임플란트 사진을 보여주면서 마치 훌륭한 작품을 보여주는 건축가처럼 설명하고 있었다. 사진을 바라보던 환자는 한참을 가만히 있다가 무심하게 말했다.

"잘됐네요. 그런데, 교수님, 저 물에 빠져 죽는 줄 알았어요."

그 당시 나는 이 말을 듣고도 대수롭지 않게 흘려보냈다. 그 환자가 특별히 예민하게 느낀 거라고 생각했고, 개인적인 문제라고 생각해서다. 만약 내가 환자가 되어 본 후에 그 환자 말을 들었다면, 격하게 공감했을 것이다. 물을 사용하지 않는 임플란트 수술법, 나는 또 다른 과제에 매달리기로 했다.

물 없는 수술법을 선택하라.

임플란트를 넣기 위한 구멍을 뼈에 뚫을 때 사용하는 드릴은 1,500rpm, 즉 1분에 1,500번 회전한다. 이 속도로 단단한 턱뼈를 깎기 때문에 열을 식히기 위해서 냉각수는 반드시 필요하다. 물이 없는 수술법을 고민하던 어느 날 문득 이런 생각이 들었다.

'만약 100rpm 이하의 저속으로 구멍을 뚫으면 어떻게 될까? 구멍이 뚫릴까? 시간은 얼마나 걸릴까? 열은?'

의문이 꼬리에 꼬리를 물었다. 당장 실험에 착수했다. 먼저 정육점에서 가장 싱싱한 상태의 소갈비를 구입했다. 갈비에서 살을 벗겨내고 남은 갈비뼈에 저속으로 구멍을 뚫어 보았다. 생각보다 수월하게 저속의 드릴이 단단한 갈비뼈에 구멍을 뚫었다. 소요된 시간은 드릴의 형태에 따라 다양했지만, 효율적으로 뼈를 삭제할 수 있는 드릴을 이용한다면 저속으로, 냉각수를 사용하지 않고 뼈에 구멍을 낼 수 있을 것 같았다.

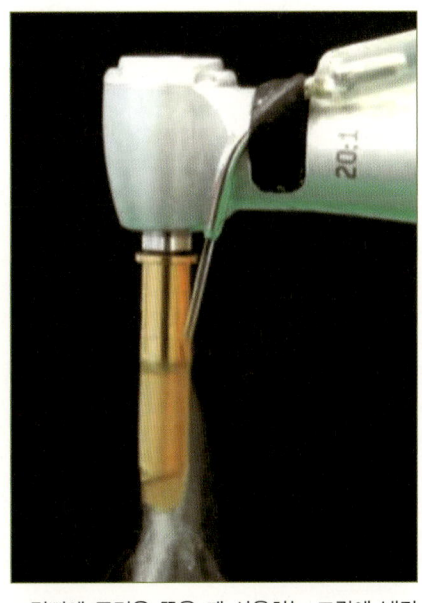

• 턱뼈에 구멍을 뚫을 때 사용하는 드릴에 냉각수가 뿌려지는 모습이다. 드릴이 뼈 속에서 고속 회전하면서 발생하는 열을 식히기 위해서 냉각수가 사용된다.

갈비뼈는 사람의 턱뼈보다 훨씬 더 강하다. 사람의 턱뼈는 위턱보다 아래턱에서 더 강하다. 같은 턱에서도 위치에 따라 강도가 다르고, 사람에 따라서도 그 강도가 다르다.

사람의 턱뼈 강도는 크게 네 가지로 분류한다. 약한 뼈, 중간 뼈, 강한 뼈, 아주 강한 뼈. 대부분은 약한 뼈와 강한 뼈 사이 범주에 속한다. 가끔 아주 강한 뼈를 가진 사람이 있는데, 단단하기가 마치 차돌 같다. 이런 뼈를 만나면 임플란트를 심는 게 여간 어렵지 않다. 마치 단단한 콘크리트 벽을 드릴로 뚫을 때처럼 잘 뚫리지 않는다.

실험을 위해 먼저 사람의 턱뼈와 동일한 강도를 가진 인조 모델을 제조했다. 모델 속에 온도를 측정하는 열선을 집어넣은 뒤 드릴로 구멍을 뚫었다. 대조군으로 냉각수를 뿌리면서 1,500rpm 고속으로 구멍을 뚫고, 실험군으로 물 없이 100rpm 저속으로 구멍을 뚫었다. 고속 드릴군은 온도가 43.3℃까지 상승했고, 저속 드릴군은 온도가 43.9℃까지 상승했다. **뼈조직은 44℃ 이상에서 1분 정도를 버티며, 이를 넘길 경우 열에 타면서 녹게 된다. 실험 결과 고속 드릴이나 저속 드릴 모두 뼈에 손상을 줄 수 있는 온도 가까이까지 상승함을 알 수 있었다. 중요한 건 구멍을 뚫기까지의 시간이었다. 그 시간만 더 단축할 수 있다면 뼈에 손상을 주지 않을 거라고 나는 결론 내렸다.**

대부분의 사람 턱뼈는 저속으로 구멍을 뚫어도 10초 이내에 이루어지기 때문에 뼈에 손상을 주지 않는다. 아주 강한 뼈를 가진 환자가 있다면 온도가 오르지 않도록 10초 간격으로 뼈를 식히면서 구멍을 뚫으면 된다. 뼈를 식힐 때는 드릴을 하는 구멍 속으로 직접 냉각수를 뿌리고 나오는 물을 구멍 입구에서 석션으로 물을 뽑아내면 된다. 이렇게 하면 환자 입 안에 물이 고이지 않게 하면서 뼈 속에 구멍을 뚫을 수 있다.

물을 사용하지 않는 저속 드릴 방법을 처음으로 시도한 건 임플란트 수술을 두 번째로 받는 40대 환자 K였다.

이미 임플란트를 심은 경험이 있던 터라 수술에 대한 공포도 적었다. 물을 사용하지 않는 임플란트 수술법을 평가하기 위해서 이전에 물을 사용하면서 임플란트를 심었던 환자에게 시도했던 것이다. 수술 후 반응은 매우 고무적이었다.

"수술 중에 불편하지는 않았습니까?"

"아뇨, 지난번보다 훨씬 편했어요. 어떻게 하신 거예요? 입 안에 물이 없어 너무 편했어요!"

첫 번째 물 없는 저속 드릴 방법이 성공적으로 마무리된 후 100명의 환자에게 이 방법을 추가로 사용한 뒤 그 결과를 평가했다.

치과에서 하나의 임플란트를 심기 위해 뼈를 뚫는 데 사용하는 드릴은 보통 대여섯 개다. 이 모든 드릴을 사용하여 저속으로 구멍을 뚫으면 수술시간이 오래 걸릴 거라고 여겨졌지만, 비교한 결과 위턱에서는 시간의 차이가 없었고(고속 및 저속 드릴 시간은 약 2분), 아래턱에서는 저속 드릴 방법이 1분 정도 더 소요되었다(고속 드릴 시간은 3분 정도, 저속 드릴 시간은 4분 정도). 약간의 시간 차이가 있었지만 **환자의 만족도 면에서는 저속 드릴 방법이 훨씬 높았다. 또한 한 가지 더 중요한 건 물 없이 저속 드릴을 사용했어도 열로 인한 뼈손상이 전혀 관찰되지 않았다는 것이다.**

'자라 보고 놀란 가슴 솥뚜껑 보고 놀란다'는 말이 있다. 누군가는 어릴 때 물에 빠진 경험이 있으면 물을 무서워하고, 불에 데어

화상을 입었으면 불빛만 봐도 놀란다. 치과의사에게 환자의 목구멍이 바로 그런 존재다.

**치과 치료 중 일어날 수 있는 초응급상황은 기구나 재료가 목구멍으로 넘어가는 것이다. 목구멍에는 음식물이 들어가는 식도가 있고, 폐로 들어가는 기도가 있다.
기구나 재료가 식도로 들어가면 그나마 다행이다.
하지만 운이 나빠서 기도로 넘어가면 상황은 심각해진다.**

최악의 경우 생명을 잃을 수도 있기 때문이다. 특히 임플란트 수술 때는 작은 기구들이 많이 사용된다. 환자가 누워 있는 자세에서 입을 벌리고 있기 때문에 이 작은 기구를 떨어뜨리면 목구멍으로 바로 넘어간다.

수술실에서는 개복을 하고 수술할 때 피를 닦아 내려고 거즈를 쓰는데, 수술 끝난 뒤 수술실에 있는 거즈를 세어서 사용한 거즈의 개수와 완전히 일치해야만 봉합을 한다. 이것을 거즈 카운트라고 부른다. 거즈가 하나라도 없어졌다면 나올 때까지 찾아야 한다. 임플란트 수술을 할 때 여러 가지 조그만 기구들이 많이 사용되기 때문에 만약 없어진다면 이것이 바닥에 떨어졌는지 환자 입 속으로 들어갔는지 구별할 수가 없다. 그래서 치과에서는 수술 기구 카운트를 한다. 만약 잃어버린 기구를 찾지 못하면 엑스레이로 몸 내부

사진을 찍어 확인하기도 한다.

치과 공포증은 상상을 초월할 정도로 다양하다.

"아플까 봐 걱정이 되어 치과치료 받을 게 많아도 치과를 가지 않아요.", "치과에서 나는 소리만 들어도 가슴이 뛰어요.", "치과 하면 피가 나오는 모습이 떠올라서 가기 싫어요.", "치과에서 입을 크게 벌리고 있는 것이 너무 싫어요."

치과공포증을 가진 환자들에게 임플란트를 심을 때 물이 입 안에 고이지 않게 하는 건 큰 도움이 된다. 회전하는 엔진 소리와 석션 소리에 환자들은 공포를 느낀다. 저속 드릴은 소음을 만들지 않고 물도 나오지 않아 환자의 심리적 안정에 도움이 된다. 예민한 환자는 석션 기구가 입 안에 닿기만 해도 괴로워한다. 또 잇몸이 예민한 사람은 석션에 의한 음압에 의해서도 손상을 받아 시술 후 입 안 연조직이 붓기도 한다.

치과의사 입장에서 가장 치료하기 어려운 환자 유형이 있다. 입이 적게 벌어지거나 코에 문제가 있어 입으로 호흡해야 하는 환자, 기구가 입 안에 들어가면 구토 반응을 보이는 환자, 물을 입에 잠시라도 머금고 있지 못하는 환자들이다. 이런 유형은 치과의사가 입 안에서 하는 모든 작업을 힘들어한다. 이런 환자들에게 임플란트를 심기 위해서는 몇 배의 노력이 필요하다.

이 유형의 환자들은 대개 비만인 경우가 많다. 고혈압으로 심장내과에서 처방받은 약을 먹고 있거나 당뇨병으로 내분비내과에서 받은 약을 먹는 경우도 흔하다. 때로는 심장수술까지 하고 심장약을 복용하고 있기도 하다. 보청기를 한 환자도 많다. 이런 환자들의 임플란트 수술에서 신경 써야 할 건 시간이다. 가능한 빨리 마쳐야 한다. 그리고 또 하나 중요한 건 물 한 방울조차 입 안에 고이지 않게 하면서 수술을 마쳐야 한다는 것이다.

60대 환자 L은 뚱뚱하고 목이 굵었다. 임플란트를 하러 여러 치과를 다녔지만 모든 치과에서 거절당했다. L은 고혈압, 당뇨병, 만성질환을 앓고 있었고, 심장약을 복용하고 있었다. 게다가 코에 문제가 있어 입으로만 호흡해야 했다. L은 환절기만 되면 이비인후과를 매일같이 드나든다고 했다.

코로 호흡해야 건강에 좋다는 사실은 누구나 알고 있는 상식이다. 코를 통해 숨을 쉬면 공기 중의 불순물들이 코털을 통해 일차적으로 제거가 되며, 그 다음 점막에서 분비되는 점액을 통해 이차적으로 걸러져서 깨끗한 상태의 산소가 허파에 공급된다. 반면 입으로 지속적으로 숨을 쉬면 인두염, 편도염, 기관염, 폐렴에 이르기까지 각종 이상을 초래할 수 있다. 또 비강과 연결되어 있는 부비강, 중이강 등에 지장을 초래하여 축농증, 중이염 등의 원인이 되기도 한다. 그런데 요즘에는 이비인후과 질환으로 인하여 입으로 숨을 쉬는 구호흡 환자가 늘어나고 있다

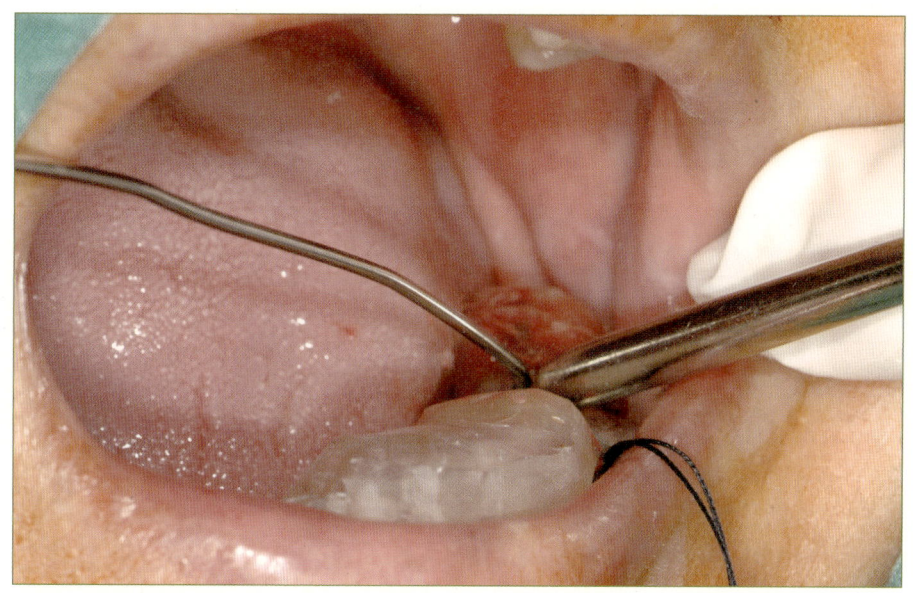

• 입 안에 물이 고이지 않게 시행되고 있는 임플란트 수술 모습이다.

L과 같은 환자 유형에서 가장 중요한 건 속도였다.
나는 L의 입을 최소로 벌린 상태에서 물을 사용하지 않고
저속 드릴로 임플란트를 심었다.
마치 특수요원이 적진에 침투하여 임무를 완수한 뒤
재빨리 적진에서 빠져 나오듯이 말이다.

    L의 입 안에 임플란트를 심고 빠져 나왔을 때의 시간은 고작 5분 이었다.

구강 내 장치를 사용하는
수술법을 선택하라.

독일 하면 떠오르는 두 가지 이미지가 있다. 우선 장난감 기차. 독일 장난감 기차는 실제 크기의 20분의 1로 축소되어 있지만 실제 기차처럼 방 안을 달린다. 아주 깜찍하고 귀엽지만 실물처럼 정밀하게 만들어져 있어서 장난감이지만 실제로 내가 기차를 소유하고 있는 느낌이 든다. 지금도 가끔씩 달리는 장난감 기차를 물끄러미 바라보곤 한다. 이 장난감 기차는 튼튼하기도 해서 독일에서는 대를 이어 전해 내려오기도 한다.

두 번째는 수술 기구다. 처음 독일에 도착해 의사들이 수많은 수술 기구를 사용하는 걸 보고 깜짝 놀랐다. 내가 독일 프라이부르크 대학교 병원에서 독일 구강외과 전문의가 되기 위해 밟은 3년의 시간은, 그들의 수술법을 배우면서 그들이 사용하는 기구를 익히는 과정이었다.

한국인은 손재주를 믿고 웬만하면 손으로
수술하려고 하는 반면,
독일 의사들은 손 대신
가능한 수술 기구를 사용하려고 한다.

이러한 태도가 독일이 세계에서 가장 많은 수술 기구를 개발하게 한 바탕이 되었다고 생각한다.

독일에서 수련의 과정을 마무리 짓고 한국으로 돌아와 지금까지 해온 나의 임플란트 수술의 역사는 수술 기구 개발의 여정이었다고 해도 과언이 아니다. 어떤 수술 기구를 개발하여 더 효과적으로 수술을 할까 고민하면서 수십 종의 수술 기구를 개발해 왔고, 그 과정에서 특허가 나왔다. 지금 가진 특허만 해도 50여 가지가 된다. 어떤 수술 기구가 특허를 받으려면 세상에 그런 비슷한 기구조차도 없어야 한다. 그러므로 개발은 시간과의 싸움이다. 1등만이 특허를 얻기 때문이다.

어떤 때는 새로운 기술 개발을 위해 다른 사람이 개발한 제품을 사용해야만 할 때가 있다. 10년 전 잇몸을 절개하지 않는 임플란트 수술용 '구강 내 장치'를 개발할 당시, 독일에서 개발되어 제품으로 나온 기계가 꼭 필요했다. 그것은 x, y, z, 세 축 방향으로 각도와 거리를 조절해 '구강 내 장치'를 만들 수 있는 기계였다. 국내에서는 구입할 수가 없었다. 의료장비가 국내에 판매되려면 식약청의 허가가 필요한데, 적어도 6개월 이상이 걸린다. 개발에 있어서 6개월은 엄청나게 긴 시간이다. 당시 국내에서 '구강 내 장치'를 사용하려면 스웨덴이나 벨기에로 치아 석고모형과 CT 사진을 국제택배로 보내 제작해야만 했다. 다시 말해, 외국에서 생산된 고가의 수입품을 사용해야 했던 것이다. 제작하는 시간뿐만 아니라 우편으로 오가는 시간도 만만치 않아서 치과의사와 환자는 3주 정도를 목 빠지게 기다려야 했다. 그나마 환자들이 기다려 주어서 다행이지 요즘 같으면 어림도 없는 일이다. 어떤 때는 도착한 장치가 환자에게 맞지 않는 경우도 있었다. 그럴 때면 다시 벨기에로 보내고 다시 3주를 기다린 뒤 장치를 이용해 수술할 수 있었다.

장치 비용도 만만치 않았다. 그 당시 장치 한 개의 제작비는 60~100만원으로 고가였는데, 비용이 비싼 만큼 정밀도가 좋아야 했는데, 꼭 그렇지만도 않았다. 오차값이 평균 5도였고, 최대 오차값은 15도였다. 만약 15도의 오차가 발생하면 임플란트가 뼈 밖에 심어지게 된다. 때로는 장치를 사용하는 것보다 못한 결과가 나오기도 했는데, 그래도 어려운 경우에서는 도움이 되었다.

특히 치아가 하나도 없는 틀니 환자에게 임플란트를 심을 때 도움이 되었다. 치아가 하나도 없는 환자의 입 속을 바라보면 나침반도 없이 망망대해를 떠도는 기분이 든다. 임플란트를 어디에, 어느 방향으로 심어야 할지 막막할 때 잘 맞지 않은 장치라도 방향과 위치를 잡아주면 큰 도움이 된다. 정밀도도 높고, 제작 기간도 짧고, 제작 비용도 싼 '구강 내 장치' 개발의 필요성을 절실하게 느낀 건 이 때문이다. 이를 위해 독일에서 개발된 장비를 가능한 빨리 국내로 가져와야 했다.

고려 말 공민왕 때, 문익점은 몽골족이 세운 원나라에 사신으로 갔다가 그곳 사람들이 면으로 만들어진 따뜻한 옷을 입고 있는 것을 보았다. 그는 본국으로 돌아오면서 목화씨를 몰래 들여왔고, 이후 장인과 함께 목화씨를 심었다. 재배 방법을 몰라 거의 다 말라 죽어버렸지만, 마지막 살아남은 한 그루를 끝까지 키워 온 나라에 퍼지게 했다. 이로 인해 고려 사람들은 따뜻한 옷으로 겨울을 날 수 있게 되었다. 목화는 고려시대 백성들의 의생활에 혁명적인 변화를 안겨주었다. 나 역시 그렇게 하고 싶었다.

  10년 전 유럽 학회에 참석하고 돌아오는 길에 '구강 내 장치'를 만드는 장비를 독일에서 가져오겠다는 거사를 실행했다. 장비는 작은 냉장고 크기였고, 무게는 28킬로그램 정도였다. 국내 세관에 걸리기라도 하면 관세법 위반 혐의로 처벌을 받게 될 것이었다. 최선의 방법은 인천공항 세관에서 걸리지 않고 국내로 반입하는 것이었다. 무게와 크기 때문에 단독으로 하는 것보다 두 명이 함께 하는 것이 더 안전하다는 생각에 동료 교수를 포섭해 함께 거사를 수행하기로 했다.

  프랑크푸르트 공항에 내려 슈츠덴탈 회사가 있는 로스바흐로 갔다. 택시로 1시간 정도 걸려 도착한 회사 정문에 "Welcome! Prof. Choi"라고 환영 플랜카드가 붙어 있었다. 우리는 그들에게 특별한 손님이었다. 지금까지 아시아 어느 나라에도 자신들의 장비를 팔아본 적이 없었던 것이다. 우리 두 사람을 위한 만찬이 준비되어 있었고, 식사하는 동안 자기 회사에 대한 영상을 보여주면서 '구강 내 장치' 개발 분야에서 세계 최고임을 자랑했다. 그리고 그와 관련된 장비를 아시아 고객에게 처음으로 판매하는 것을 매우 기쁘게 생

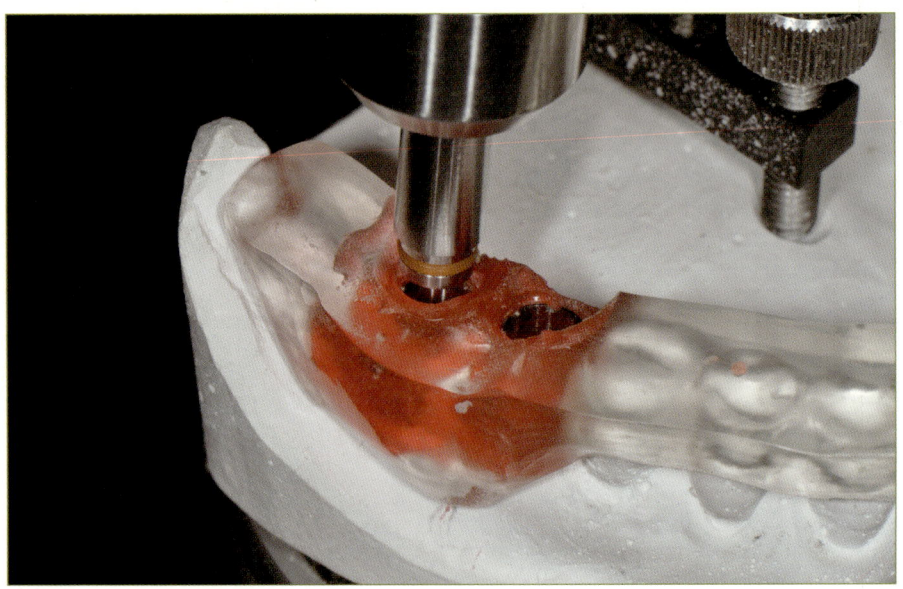

• 독일에서 가져온 장비를 이용해 '구강 내 장치'를 만드는 사진이다. 독일에서 만드는 방법보다 더 간단하고 정확하게 장치를 만드는 방법을 구축한 결과 정밀도도 높고, 제작시간도 짧고, 제작비용도 싼 '구강 내 장치'를 만들 수 있었다.

각한다고 거듭 감사를 표해왔다. 그들은 아마도 내가 앞으로 그들보다 더 우수한 '구강 내 장치'를 만드는 시스템을 개발하리라고는 꿈에도 생각하지 못했을 것이다.

장비를 손에 넣자마자 장비를 분해하기 시작했다. 부품을 하나하나 뜯어내고 준비해 온 두 가방에 나누어 담았다. 나누어 담은 장비의 무게는 무겁지 않아서 운반은 어렵지 않았다. 프랑크푸르트 공항에서 장비를 부치고 인천공항에 도착해 짐을 찾아 확인했다. 다행히 장비는 아무 손상 없이 무사했다.

문익점이 원나라에서 목화씨를 가져왔듯이, 독일에서 '구강 내 장치'를 만드는 장비를 가져오는 데, 우리는 성공했다. 이제 남은 건 이 장비로 목화 꽃을 피우는 일이었다.

디지털 방식을 선택하라.

미용성형수술은 흉터를 최소화하기 위해 조금만 째고 하는 수술이다. 최소한의 절개가 원칙이다. 그런데 바로 이 점이 치명적인 의료사고로 이어질 수 있는 위험성을 갖고 있다. 가령 유방확대수술을 예로 들면, 보통 흉터를 남기지 않으려고 겨드랑이를 작게 절개하는데, 이는 수술 부위에서 출혈이 발생했을 때 의료진이 대처하기 어렵게 만드는 요인이 된다. 그래서 때로는 최소절개수술이 개복수술보다 더 위험할 수도 있다.

임플란트 수술에 있어서도 마찬가지다. 잇몸 절개 없는 수술이 잇몸을 절개하는 수술보다 더 위험할 수 있다. 절개 수술은 수술하는 부위가 보이기 때문에 잘못되어도 금방 대처해서 해결하지만 잇몸 절개 없는 수술은 보이지 않기 때문에 잘못되어도 그 부분을 알 수가 없어서 더 큰 문제를 만들 수 있다. 그래서 **잇몸 절개 없는 수술은 아주 작은 오차도 허용해서는 안 되는 정교한 수술이 되어야 한다. 이를 위해서 정밀도 높은 '구강 내 장치'가 반드시 사용되어야 한다.**

3차원 디지털 영상 기술이 등장하면서 정밀도 높은 '구강 내 장

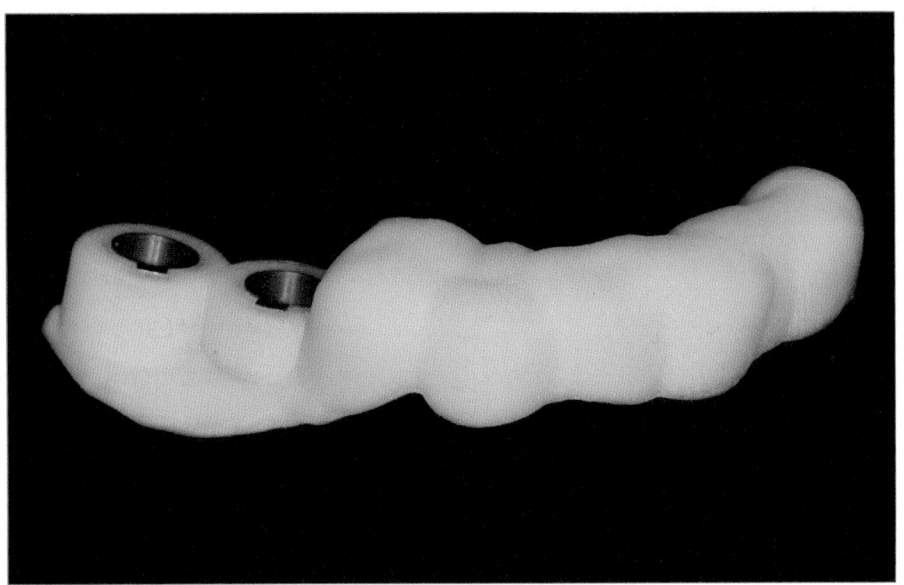

• 만들어진 '구강 내 장치' 모습이다.

치' 개발이 가능해졌다. 디지털 영상 기술이 나오기 전까지는 잇몸을 절개하고 뼈를 노출시켜야만 뼈의 상태를 볼 수 있었다. 하지만 3차원 디지털 영상 기술이 치과에 사용되면서 잇몸을 절개하지 않고도 턱뼈 모양을 자세히 볼 수 있게 되었다. **이 영상기술은 '구강 내 장치'를 만드는 기술과 잘 조화가 되었다. 디지털 영상 기술과 '구강 내 장치'를 만드는 기술이 하나가 되어 '디지털 구강 내 장치'가 탄생했는데, 이것은 마치 아날로그 텔레비전을 디지털 텔레비전으로 바꾼 것과 같은 효과를 주었다. 몇 배나 더 선명한 화질과 음질로 환자를 진단할 수 있게 된 것이다.**

'디지털 구강 내 장치'는 아날로그 방식으로
제작된 장치보다 월등히 높은 정밀도를 보였다.
'디지털 구강 내 장치'의 정밀도가 높아지자
아날로그 방식으로는 불가능했던 치과 치료들이
가능하게 되었다.

한 예로, 아날로그 방식의 의사들은 임플란트를 심는 부위에 개인 맞춤형 지대주와 치아를 수술 전에 미리 만들어 두었다가 임플란트를 심자마자 바로 체결하여 치아를 만드는 방법은 상상도 하지 못했다. '디지털 구강 내 장치'는 이것을 가능하게 만들었다.

이러한 기술들의 발전은 임플란트 심는 즉시 보철수복하는 치료 방법을 대중화하는 데 일조했다. 즉시 보철수복은 말 그대로 임플란트를 심은 즉시 치아를 만드는 것을 의미한다. 아날로그 방식으로는 치아 만드는 과정만 하루 혹은 반나절이 걸렸고, 아주 간단한 경우라도 한 시간 이상이 걸렸다. 때문에 환자가 임플란트를 심자마자 치아를 하고 싶다면 치과 의자에 누워 마냥 기다려야만 했다. 모든 작업을 손으로 해야 했기 때문에 치아를 만드는 치과의사도 힘든 건 마찬가지였다. 마치 눈사람을 만들듯이 손으로 지대주 몸통을 두루뭉술하게 만들어 올리고 그 위에 치아 모양을 다듬었다. 이 모든 과정이 환자의 입 안에서 이루어졌다. 임플란트 수술한 상처 위에서 이 과정이 장시간 이루어지기 때문에 수술 후 감염의 위

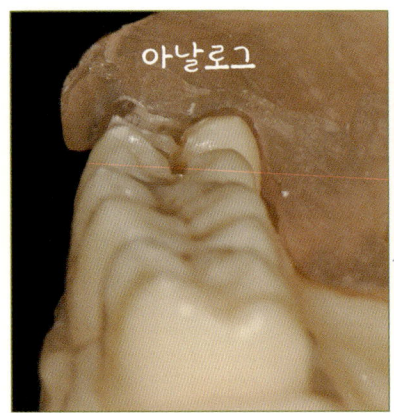 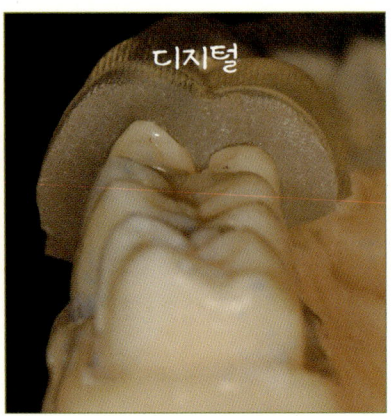

• 왼쪽은 아날로그 방식으로 제작된 '구강 내 장치'의 정밀도 모습으로 장치와 치아 사이에 공간이 보인다. 오른쪽은 '디지털 구강 내 장치'의 정밀도 모습으로 장치와 치아 사이에 공간이 없다.

험성도 높았다. 반면 디지털 방식은 레고 블록을 맞추듯이 치아를 만든다. 치과의사는 이미 만들어진 맞춤형 지대주와 치아를 맞추어 넣으면 된다. 치과의사와 환자 모두 편하고 시간이 짧게 걸린다.

이때 한 가지 유의해야 할 것이 있는데, 임플란트와 지대주를 맞출 때 체결되는 형태를 볼 수 없다는 것이다. 임플란트가 뼈 속에 숨어 있기 때문인데, 임플란트를 심은 즉시 치아를 만들 때 지대주를 얼마나 정확하게 맞추느냐가 성패를 결정한다. **지대주가 1도라도 방향이 틀어지면 맞춤형 지대주가 정확하게 임플란트와 체결이 안 되고, 그 위에 체결되는 치아도 틀어지게 된다.** 이를 해결하기 위해서 '지대주 홀더'를 개발했다. 이것은 임플란트를 뼈에 심자마자 맞춤형 지대주를 오차 없이 체결할 수 있는 기구다.

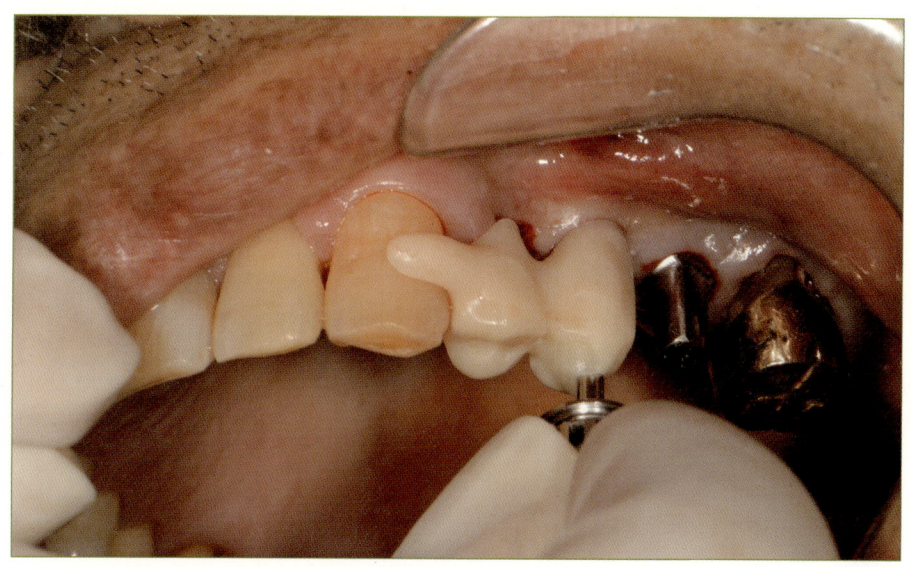

• 지대주 홀더를 이용해 맞춤형 지대주를 체결하고 있는 모습이다.

잇몸 절개 없는 세상이 꿈은 아니다.

10년 전 처음으로 잇몸을 절개하지 않는 임플란트 수술에 관해 발표했을 때만 해도 치과의사들의 반응은 냉담했다. 이유는 있었다. 뼈를 보고 임플란트를 심어야 한다는 게 그때까지의 정설 아닌 정설이었다. 뼈를 보지 않고 심으면 임플란트를 제대로 심을 수 없을 가능성이 큰데, 어떻게 잇몸을 절개하지 않고 임플란트를 심으려고 하냐며, 비판의 칼날을 세웠다.

대한민국에 1980년대 처음 임플란트가 도입된 후부터 잇몸 절개를 하고 임플란트를 심는 것이 당연시되어 왔다. 나처럼 절개를 하지 않고 임플란트를 심으면 예후가 어떨까 고심했던 사람은 있었지만 기존 질서를 뒤집고 과감히 시도했던 사람은 드물었다. 설령 시도했더라도 그것을 과학적으로 증명하고 체계화하여 누구나 그것을 정확하게 사용할 수 있도록 하지는 못했다.

콜럼버스가 1492년 10월 12일 아메리카 대륙을 발견하기 전에 이미 여러 탐험가들이 아메리카 대륙을 밟았다. 그럼에도 우리가 콜럼버스를 아메리카 신대륙을 발견한 사람으로 기억하고 있는 것은 그가 그 신대륙으로 사람들을 이끌었기 때문이다.

**나는 잇몸을 절개하지 않는 임플란트 수술이
임플란트 분야에서의 신대륙이라고 생각했다.
내가 그 신대륙을 처음 간 것은 아니다.
나 이전에 이미 여러 치과의사들이 그곳에 가보았을 것이다.
그러나 아무도 그곳을 어떻게 안전하게 갈 수 있는지
방향을 제시해주지 않았다.**

나는 그 길로 많은 사람들이 가기를 바라고 있고, 그래서 그 방향을 제시했다.

잇몸을 절개하지 않는 임플란트 수술법을 디지털 기술과 접목시키는 작업을 완성한 후 이 방법을 많은 치과의사에게 알리기 위해

가능한 많은 학회와 세미나에서 발표했다. 심지어 라이브 수술도 여러 차례 시행하여 디지털 임플란트 수술법을 알렸다.

2014년 6월 14일은 '제1회 디지털 임플란트 라이브 수술'을 전 세계에 보여준 날이었다. 20개 이상의 국가에서 동시에 라이브 수술이 방영되었다. **서울 코엑스 컨퍼런스룸에서 국내 치과의사 수백 명과 전국 각지의 치과의사들, 세계 20개국의 치과의사들이 자국에서 인터넷으로 라이브 수술을 시청했다.**

나는 평소에 수술할 때 말을 하지 않는다. 축구선수들이 호흡을 맞추어 경기를 하듯이 말없이 보조하는 간호사는 척척 알아서 기구를 주고, 어시스트하는 의사는 마치 축구에서 최전방 선수에게 골을 넣을 수 있게끔 완벽하게 도와준다. 한마디로 말보다는 호흡을 맞추어 수술이 이루어진다. 그러나 라이브 수술은 시청하는 사람들을 위해 일일이 말로 진행 과정을 설명해야 한다. 또한 라이브 수술은 촬영하는 카메라를 위해서 입 안을 가장 잘 볼 수 있도록 각도를 카메라에 양보하고 수술해야 한다. 수술을 잘 수행하기 위해서 꼭 필요한 두 가지가 시야와 접근성이다. 즉, 잘 볼 수 있어야 하고 수술 기구 도달이 쉬워야 한다. 그러나 라이브 수술에서는 카메라를 피해서 다른 각도에서 봐야 하고, 다른 방향을 통해 수술 기구를 입 안으로 넣어야 한다. 수술 중에 촬영하는 영역을 조금이라도 침범하면 카메라맨으로부터 경고가 날아온다.

라이브 수술은 차포를 떼고 장기를 두는 것과 같다. 또한 평소에는 외부인 출입금지 구역인 수술방에서 수술하는데, 라이브 수술 때는 외부인으로 둘러싸여 수술해야 한다. 그만큼 수술에 집중하기가 어렵다. 또한 수술 받는 환자도 긴장을 한다. 이런 상황 때문에 라이브 수술은 사실 어렵다. 그래서 평소에 수술을 잘하던 대가도 라이브 때 수술이 실패하는 경우가 종종 발생한다. 심장수술의 대가인 심장외과교수가 라이브 수술 때 잘못해서 환자가 사망한 경우도 있었다. 나의 경우 더욱 어려웠던 건 전 세계에서 시청하는 사람들을 위해 영어로 설명하면서 수술하는 것이었다. 더구나 수술의 핵심 포인트에서는 잠시 수술을 멈추고 상세하게 설명해야 했다.

예정된 시간에 맞추어 라이브 수술은 시작되었다.
수술이 계획대로 진행이 안 될 때는 말도 제대로 나오지 않았다.
엎친 데 덮친 격으로 수술방 에어컨이 작동되지 않았다.
아주 더운 여름날이어서 긴 수술복 안은
땀으로 범벅이 되어 있었다.

다행히 수술은 성공적으로 끝났다. 4개의 임플란트를 위턱에 심고, 미리 제작된 맞춤형 지대주 4개와 치아 4개가 임플란트 위에 한 치의 오차 없이 딱 맞아 들어갔다. 컨퍼런스룸과 전 세계에서 수술을 지켜보던 사람들이 모두 환호하며 박수를 쳤다. 수술 후 결과도 X-레이 사진을 통해 상세하게 보여주었다.

라이브 수술이 끝나고 강연장에 모인 사람들과 국내 치과의사들 그리고 외국에서 시청한 치과의사들로부터 인터넷과 스카이프(skype)로 질문을 받고 답변을 하는 시간을 가졌다. 일반적으로 강의 후 질문 시간을 가져보면 사람들의 반응은 크게 세 가지로 나뉜다. 첫째, 강의 내용이 지겹거나 어려웠으면 질문 자체가 없다. 둘째, 발표한 내용에 의심이 들면 부정적인 질문을 한다. 셋째, 발표한 내용에 믿음이 갔다면 긍정적인 질문을 한다. 그런데 그날은 긍정적인 질문으로 넘쳐났다. 전 세계 의사들이 지켜보았고, 수술의 효과를 믿었고, 본 대로 수술을 하고 싶어 했다. 대부분 '어떻게 하면 자신도 그렇게 수술할 수 있을까?'에 대한 질문이었다. 이 질문들은 수술로 지친 나의 심신에 활력을 불어 넣었다.

운동선수들은 대회에 참가해 경기를 하면서 실력이 부쩍 향상된다고 한다. 그래서 대회를 많이 치른 선수들은 실력이 대체로 좋다. 라이브 수술은 엄청나게 규모가 큰 대회였다. 그날 이후 나와 나를 보조했던 수술팀 모두가 실력이 엄청 늘었다.

라이브 수술이 성황리에 끝난 후, 잇몸 절개 없는 임플란트 수술은 국내뿐만 아니라 전 세계 치과의사들의 주목을 받았다. **세계의 의사들은 대한민국의 임플란트 수준이 얼마나 발전했는지를 실감했고, 국내에서도 잇몸 절개 없는 수술을 배우고 싶어 하는 의사들이 증가했다.** 해외에서 수술법을 배우러 찾아온 의사들도 있었다.

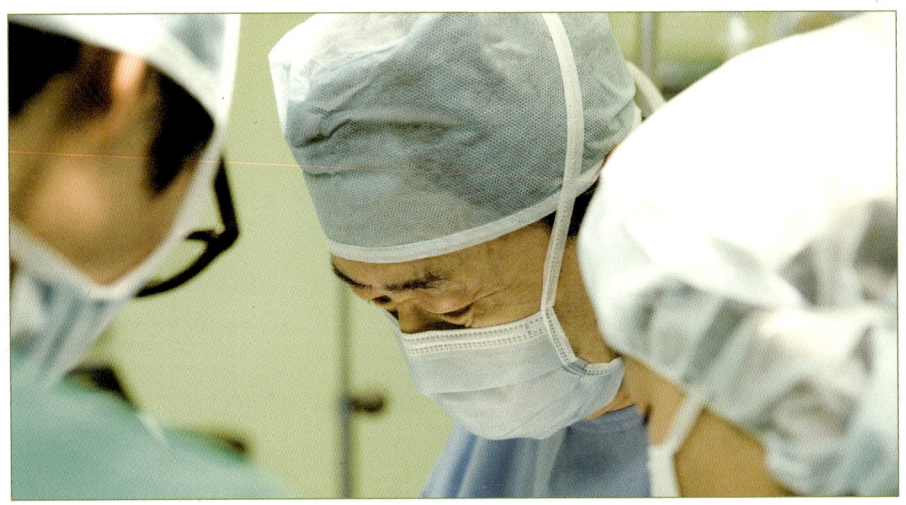

• 2014년 6월 14일 '제1회 잇몸 절개 없는 임플란트 라이브 수술' 때의 모습이다. 20개 이상의 나라에 라이브로 동시에 방영되었다.

　해질녘 수십만 마리의 새가 떼를 이루어 하늘을 나는 장면은 그야말로 장관이다. 무리를 지어 함께 하나가 되어 춤을 추듯이 비행한다. 이들은 해질녘 먹이가 있는 지역을 함께 비행하여 독수리 같은 적들을 쫓아내기 위해서 함께 군무를 춘다. 놀라운 건 수십만 마리가 함께 날면서도 서로 충돌하여 다치는 새가 한 마리도 없다는 것이다. 이것은 서로가 비행하면서 정보를 나누기 때문이라고 한다. 잇몸 절개 없는 임플란트 수술에 대한 정보를 함께 나눔으로써 많은 치과의사들이 더 높이 비행할 수 있다고, 나는 믿고 있다.

9

임플란트 하지 않고 사는 법

치태를 제거해야 입 안이 건강하다.

속담 중에 '잡은 꿩 놓아주고 나는 꿩 잡자 한다'가 있다. 이미 얻은 것을 버리고 같은 것을 굳이 어렵게 얻고자 고생한다는 말이다. 한마디로 헛수고를 자초한다는 것이다. 임플란트를 하는 사람은 어떤 면에서 헛수고를 더 한다고 볼 수 있다. 왜냐하면 성능이 우수한 자기 자신의 치아를 버리고 굳이 돈을 들여가면서까지 임플란트를 얻고자 고생하기 때문이다.

치아를 잃어버리는 가장 흔한 이유가 잇몸병이다.
통계에 의하면 성인 10명 중에서
7명이 잇몸병을 갖고 있다.

즉, 잇몸병이 감기보다 더 잘 걸린다는 말이다. **잇몸병의 주 원인은 치아에 지속적으로 형성되는 '치태'다.** 우리의 입 속에는 수많은 세균들이 살고 있는데, 약 1,000종류, 200억 마리의 세균이 서식하는 것으로 조사되었다. 입 안에 살고 있는 놀라운 숫자의 세균들은 식사 후 남은 음식물 찌꺼기와 침이 섞여 끈끈한 막을 만들어 마치 계곡 바위에 낀 이끼처럼 치아에 부착되는데, 이것이 바로 치태다. 치아를 제대로 닦으면 치태가 사라지지만 제대로 치아를 닦지 않으면 치태가 그대로 굳어 딱딱한 돌처럼 변한다. 이것이 치석이다. 음식물을 먹고 치아를 제대로 닦지 않으면 치석 표면에 다시 세균성 치태가 부착되어 더 큰 치석이 형성된다. 마치 층층이 쌓여서 퇴적암이라는 바위가 되듯이 치석이 쌓이다 보면 치석 바위 덩어리가 되는 것이다.

등산화 속의 작은 모래알 하나가 발바닥을 자극하여 상처를 만들 수 있는데 하물며 치석 바위 덩어리가 잇몸을 자극하면 어떻게 될까? 당연히 잇몸에 염증이 일어날 수밖에 없다. 이 바위 덩어리가 잇몸 속으로 들어가면 잇몸이 손상된다. 더 진행이 된다면 치아는 **죽어가고, 잇몸뼈도 붕괴된다.**

치태 내의 세균들이 만들어낸 독소도 건강에 영향을 미친다. 독소는 잇몸에 염증을 일으켜 벌겋게 붓게 만들고, 치아를 닦을 때 잇몸에서 피가 나게 한다. 이들은 입 냄새의 원인이 되기도 한다. 잇몸병이 더 심하게 진행되면 치아가 흔들리게 되고, 잇몸이 자주 곪고 고름이 나기도 하며, 치아들이 솟거나 밀려 내려오면서 치아 사이가 벌어져 외관상 흉하게 변할 수도 있다. 이렇게 되면 결국 치아를 뽑아야 한다.

잇몸병으로 고생한 치아를 뽑아 없앤다고 문제가 완전히 해결되는 건 아니다. 여전히 문제는 남는다. 인체는 유기적으로 구성되어 있다. 치아가 빠졌을 때 오랫동안 치아를 해 넣지 않으면 저작기능이 떨어지는 것 외에도 옆에 있는 치아들이 밀려들어와서 기울어지는 현상을 낳는다. 맞물리는 치아가 솟아나와 길어지기도 하는데,

한마디로 치아들의 균형이 깨지는 것이다. 균형이 깨진 치아 주위에는 치태가 더 잘 침착된다. 또한 그 치아들은 음식을 씹을 때마다 치아끼리 부딪혀서 턱관절에 충격을 주게 된다. 이러한 문제를 해결할 수 있는 치료법 중 하나가 바로 임플란트 치료다.

'뿌린 대로 거둔다.' 내가 땀 흘리고 노력한 만큼 얻게 되는 건 당연한 세상 이치다. 치아도 마찬가지다. 내가 치아를 위해 노력한 만큼 치아는 건강해지기 때문에 매일 매일 노력해야 한다. 하지만 노력의 양만큼 중요한 것이 또 있다. 어떻게 노력하느냐 역시 중요하다. 아무리 칫솔질을 잘했더라도 치태가 남아 있으면 잇몸병이 생길 수밖에 없다. 노력했지만, 말 그대로 헛수고만 한 것이다.

종종 "뭘 먹기만 하면 칫솔질을 하는데 나는 왜 잇몸병이 생기죠?"라고 묻는 사람들이 있는데, 이는 '어떻게 관리하느냐'에서 비롯된 문제라 할 수 있다.

**칫솔질로는 전체 치아면의 치태를
약 60퍼센트밖에 제거하지 못한다.
나머지 40퍼센트는 그냥 계속 쌓이게 되는 셈이다.**

치태가 치아에 쌓여서 잇몸병을 일으킨다. 다시 말해 '칫솔질을 열심히 하면 소중한 나의 치아를 유지할 수 있다'라고 생각하면 큰 코다친다는 얘기다.

"그러니까 치과에 가는 거 아닌가요?"라고 말하는 사람들은 잇몸병이 생기면 치과의사가 해결할 수 있다고 생각할 것이다. 하지만 잇몸병이 생겼을 때 치과의사가 할 수 있는 일은 별로 없다. 힘들게 잇몸치료를 받았다고 해서 잇몸병으로부터 해방될 수는 없다. 잇몸병은 구강위생관리가 소홀해지면 언제든지 재발한다. 잇몸병은 재수가 없어서 생기는 것이 아니라, 나 스스로가 만든 것이다.

잇몸병을 예방하는 가장 좋은 방법은 치태를 제거하는 것이다. 방법은 크게 세 가지로 나누어 볼 수 있다.

첫째, 칫솔질이 중요하다. 무엇보다도 왜 칫솔질을 해야 하는지를 이해해야 한다. 전쟁에서 승리를 하기 위해서는 적의 심장부를 공격하는 일이 매우 중요하다. 마찬가지로 치태를 제거하는 일에 있어서 심장부는 치아와 잇몸 사이, 치아와 치아 사이에 부착되어 있는 치태다. 칫솔질은 이곳의 치태를 제거하는 작업이라는 생각을 가져야 한다. 칫솔의 끝부분을 45도 각도로 치아와 잇몸 경계 부위에 가져다 대고서 칫솔을 조금씩 옆으로 진동하듯이 문지른 다음 치아의 씹는 면을 향하여 손목을 돌리면서 치아면을 쓸어주는 것이 치태 제거 칫솔질의 기본이다. 그리고 앞니의 안쪽은 칫솔을 입 안쪽으로 곧바로 넣어서 치아 경사도에 따라 비스듬히 위치시킨 다음 치아와 잇몸 경계 부위 속에 자리하게 한 뒤 앞뒤로 진동시켜 입의 바깥쪽으로 원을 그리듯 회전시킨다.

특히 아래 앞니 혀 쪽에는 치태가 잘 끼고 치석이 잘 생긴다. 이 부위는 음식물 찌꺼기가 잘 고이는 부위이고, 침샘 입구가 있다. 그래서 침 속에 있는 물과 무기질이 음식물 찌꺼기와 결합하면서 시멘트와 같은 원리로 치석이 생긴다. 시멘트 가루와 모래, 물을 혼합하여 반죽하면 콘크리트가 된다. 즉 침샘에서 나오는 성분이 시멘트 가루와 물이고, 음식물 찌꺼기와 입 안의 세균이 모래다. 결국 치석은 모래 콘크리트가 아니라 음식물 찌꺼기와 세균 콘크리트인 셈이다. 그러므로 치태가 잘 끼는 아래 앞니 혀 쪽을 꼼꼼하게 칫솔질해야 한다.

변형된 칫솔은 버려야 한다. 변형된 칫솔로 칫솔질하는 건 마치 녹슬고 망가진 자동차로 속도를 내겠다고 끙끙대는 것과 같다.

칫솔의 효과는 칫솔모의 탄성과 칫솔모의 끝부분을 통해 얻어진다. 칫솔모가 벌어진 상태라면 칫솔모의 끝부분이 해당 부위로 들어가지 않게 되고 탄성도 없어서 양치질의 효과는 거의 없다.

흔히 하는 칫솔질 모습을 보면 앞니는 위아래로, 어금니 부위는 칫솔을 앞뒤로 넣었다 뺐다 하면서 힘을 주어 빡빡 문지른다. 칫솔질을 할 때 앞뒤로 세게 문지르게 되면 치아가 마모된다. 매일 프라이팬 바닥을 주걱으로 긁으면 코팅뿐만 아니라 원재질까지 벗겨지는 것과 같은 원리다. 더욱이 칫솔모가 벌어지면 양치질의 효과가

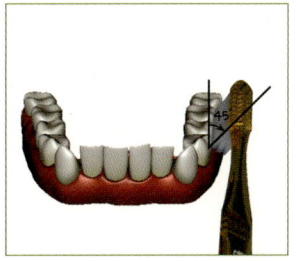 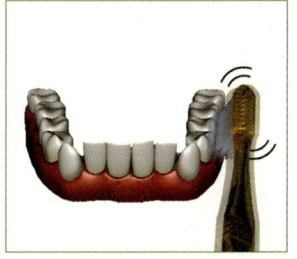 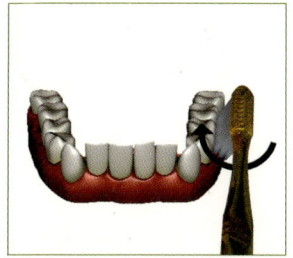

• 칫솔모를 치아와 잇몸 경계 부위에 위치시켜(왼쪽), 진동하듯이 문지른 뒤(가운데), 치아의 씹는 면 쪽으로 회전시킨다(오른쪽).

떨어져 더욱 힘을 주어 칫솔질을 하게 된다. 양치질을 해도 개운하지 않으니 더욱 세게 치아를 문지르게 되고, 그럴수록 치아는 더 상하게 된다. 그래서 강하게 힘을 주며 앞뒤로 오랫동안 칫솔질을 한 사람들을 보면 치아와 잇몸 경계 부위가 마모되어 있고, 심한 경우 계곡처럼 파여 있기도 하다. 아주 좋지 않은 경우, 치아뿌리 부위까지 드러나 있기도 하다.

둘째, 치간 칫솔을 사용해라. 치간 칫솔은 문자 그대로 치아 사이를 닦는 칫솔이다. 칫솔질을 열심히 해도 치아와 치아 사이에 있는 치태의 심장부를 공격하는 데는 역부족이다. 이 부위를 공격하기 가장 좋은 무기가 바로 치간 칫솔이다. 치간 칫솔의 크기는 여러 가지다. 왜냐하면 치간 사이 공간이 사람마다 그리고 치아마다 차이가 있기 때문이다. 공간보다 너무 작으면 효과가 적고, 너무 크면 치아와 치아 사이에 집어넣기가 힘들다. 그래서 자신의 치아와 치아 사이 공간에 맞는 크기의 것을 선택해서 사용해야 한다.

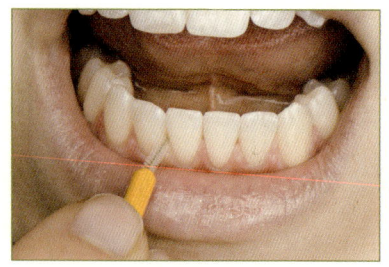
• 치간 칫솔을 사용하는 모습.

어린 아이들이 싸우는 모습을 보면 가끔 우스울 때가 있다. 싸움의 승자는 힘이 센 놈도, 100대를 때린 놈도 아니다. 코피를 터트린 놈이 승자가 된다. 설령, 100대를 얻어맞다가도 무심코 휘두른 주먹 한 방이 상대의 코를 쳐 코피를 흘리게 한다면 일순간 승자가 된다. 코피로 인해 승자와 패자가 갈리는 것이다. 코피가 난다는 말을 듣는 순간 아이는 엄청난 고통과 공포감을 경험한다. 왜 이런 일이 일어날까? 피가 고통과 공포와 연결되어 있기 때문이다.

잇몸에 염증이 있을 때 치간 칫솔을 사용하면 여지없이 피가 난다. 피가 나면 코피를 흘리면서 패자가 된 아이처럼 더 이상 치간 칫솔을 사용하지 않게 된다. 하지만 피가 난다고 치간 칫솔을 멈추면 영원한 패자가 되는 것이다.

**피가 나더라도 계속해서 치간 칫솔을 쓰면
점차 잇몸 염증이 완화되고 언제부턴가 피가 나지 않게 된다.**

그런 과정을 통해 피가 나지 않는 잇몸이 만들어지는 것이다.
마지막으로 치실을 사용해라. 칫솔질과 치간 칫솔을 열심히 사용하는데 굳이 치실까지 쓸 필요가 있을까 하고 의아해하는 사람들이 있다. 하지만 칫솔과 치간 칫솔이 닿지 않는 사각지대가 있다. 이 사각지대가 치아와 치아 사이에 있는 치주낭이다. 이곳까지 치실을 밀어 넣어 치태를 꼼꼼히 제거해야 한다.

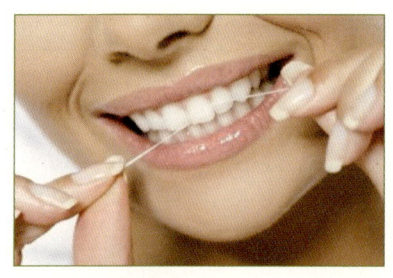
• 치실을 사용하는 모습.

잇몸에 염증이 있을 때는 치간 칫솔을 사용할 때와 마찬가지로 치실을 사용해도 피가 난다. 피가 나더라도 계속해서 쓰면 점차 잇몸 염증이 완화되고 피가 나지 않게 된다. 물론 차도가 없이 계속 피가 난다면 치과를 방문해야 한다.

올바른 양치질을 이야기할 때 우리는 흔히 3·3·3법칙을 거론한다. 하루 세 번, 식후 3분 이내에, 3분씩 양치질을 해야 한다는 뜻이다. 물론 잠자기 전에 한 번 더 해야 한다. 하지만 누가 칫솔, 치간 칫솔, 치실, 이 모두를 하루에 네 번씩이나 실천할 수 있을까? 환자들에게 이렇게 여러 가지를 이용하여 구강관리를 해야 한다고 설명하면 "바쁜데 그걸 어떻게 합니까?"라고 되묻는다.

아무리 바빠도 사람들은 칫솔질은 빼먹지 않는다. 칫솔질을 하지 않으면 냄새도 나고, 이 사이에 낀 음식물로 인해 개운하지도 않기 때문이다. 치실과 치간 칫솔 사용은 확실히 성가시고 귀찮은 일이다. 그래도 **가능하다면 치실과 치간 칫솔을 이용한 칫솔질은 하루에 한 번, 잠자리에 들기 전에 꼭 하도록 한다.** 이것이 습관이 된

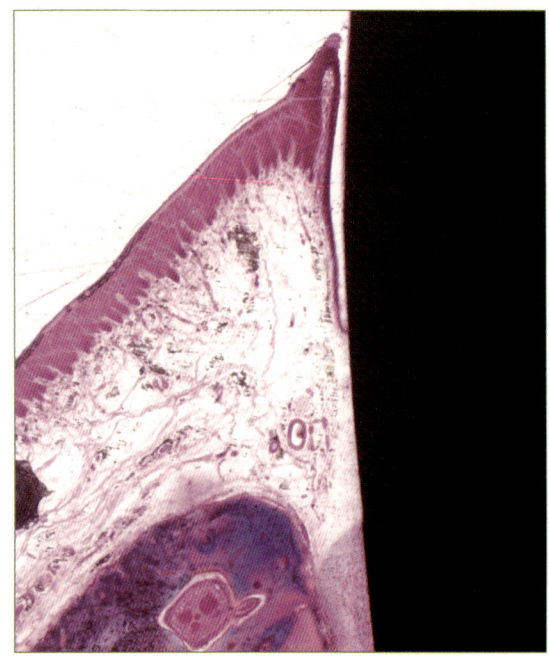

• 치주낭. 잇몸과 임플란트 사이에 있는 틈이다.

다면 혹시라도 하지 않는 날에는 입 안이 찝찝해서 잠이 오지 않을 것이다.

코코넛 풀링을 하라.

치아와 잇몸 사이에는 주머니, 즉 치주낭이 있다. 앞에서도 설명했지만 여전히 이해하기가 좀 어려운 사람을 위해 좀 더 쉽게 설명하면 산(山)과 산(山) 사이에 계곡이 있듯이 치아와 잇몸 사이에도 계곡이 존재하는 것이다. 이 계곡을 치주낭이라고 한다. 치주낭의 깊이는 정상적인 치아에서 1~3밀리미터 정도 된다. 임플란트와 잇몸 사이에도 치주낭이 존재한다.

치주낭 속에 음식물 찌꺼기와 세균 덩어리인 치태가 들어가 오래 머물게 되면 그 계곡은 점점 더 깊어진다. 깊어질수록 계곡 속에 있는 치태를 제거하기가 어려워지고 만약 방치해 둔다면 잇몸뼈까지 영향을 받게 된다. 계곡 속에 들어간 치태를 어떻게 제거해야 할까? 비록 칫솔질하고 치실과 치간 칫솔을 사용해도 계곡 속에 있는 치태를 완전하게 제거하는 것은 기술적으로 어렵다. 이 문제를 근본적으로 해결하지는 못하지만 도움을 주는 '코코넛 오일 풀링' 방법을 권하고 싶다.

'치태 제거에 코코넛?' 하고 의아해 하는 사람들이 있을 것이다. 태평양 섬 주민들은 코코넛이 모든 질병에 치료 효능이 있다고 믿는다. 그들은 코코넛나무를 '생명의 나무(The Tree of Life)'라고 부른다. 실제로 코코넛은 세균을 죽이는 항균효과를 갖고 있다.

'코코넛 오일 풀링'이란 식용으로 사용하는
코코넛 오일을 한 스푼 입 안에 넣고
10~20분 동안 가글하듯 헹군 뒤
뱉어내고 양치질을 하는 방법이다.

다른 오일보다 코코넛 오일을 사용하는 이유는 실온에서 고체 상태이기 때문에 치주낭 속으로 혀나 손가락으로 밀어 넣을 수 있기 때문이다. 코코넛을 가능한 치주낭 속으로 밀어 넣은 뒤 입 안에 조금 두고 있으면 액체 상태로 변한다. 이 액체 상태의 코코넛을 입 안에 머금고 있는 것이 아니라 치주낭 속으로 액이 들어가도록 세게 빨고 밀어, 치아와 치아 사이 그리고 잇몸 속으로 액이 통과하도록 가글한다. 이렇게 하면 치주낭 속에 있는 세균을 죽이고 치주낭 내부를 청소하게 된다. 코코넛은 맛이 고소하기 때문에 부담 없이 사용할 수 있다.

'코코넛 오일 풀링'을 한 환자들을 관찰해보면 치주낭 속에 있는 치태를 완전히 제거하지는 못하지만 잇몸병 진행이 억제되고, 양치 중에 피 나는 현상이 줄어들었다.

단점이 있다면 사용 후 목이 간지러운 느낌이 들 수 있고, 사용 중에 기도로 넘어가지 않도록 조심해야 한다는 것이다. 기도로 넘어가 폐렴이 생긴 환자 사례가 있다. 또 다른 단점으로는 코코넛 오일을 입 안에 10분 이상 머금고 있으면 오일의 삼투압 때문에 뺨 쪽 살이 쭈글쭈글해질 수 있다. 오일의 농도가 사람 뺨 속에 있는 수분의 농도보다 높기 때문에 농도를 맞추려고 몸 속의 수분이 입 안으로 빠져 나와 뺨살이 쭈글쭈글해지는 것이다. 그래서 매일 하는 것보다 일주일에 한 번 정도 할 것을 권장한다. 그리고 임플란트 주변에 사용하려면 임플란트를 심고 한 달쯤 지나, 잇몸이 임플란트면과 완전하게 부착이 된 후 시작하는 것이 좋다.

스트레스를 받아도 치태를 제거하라.

구두 수선공은 구두로 사람을 판단하고, 의류 디자이너는 옷을 보고 사람을 판단한다. 그리고 치과의사는 입 안을 보고 사람을 판단한다.

"고생을 많이 하셨군요.", "참 곱게 사셨네요.", "나이 칠십에 보기 드문 치아 상태입니다."

**입 안을 보면 그 사람이 자신의 몸을 얼마나 사랑하며
살아왔는지, 자신의 몸을 얼마나 돌보면서 살아왔는지,
얼마나 힘들게 살았는지 알 수 있다.**

나이가 들수록 개인차가 점점 더 현격하게 드러나게 된다. 그래서 같은 나이대의 사람이라도 입 안 상태는 엄청나게 다르게 나타나기도 한다.

하루는 20대 후반으로 보이는 멋진 남자 M이 진료실로 들어 왔다. 키가 크고 멋있게 생겼지만 얼굴에 수심이 가득했다. 외모와는 달리 입 안은 최악의 상태였다. 잇몸병인 풍치로 28개 모든 치아들이 흔들리고 있었다. 잇몸은 부어 충혈되어 있었고, 건드리면 곧바

로 피가 났다. 치아에는 치석과 니코틴이 검고 누런빛을 띠면서 붙어 있었다. 치아들은 이미 망가질 대로 망가진 상태였다.

"혹시, 술을 많이 하세요?"

"가끔, 많이 마십니다."

"혹시 어떤 일을 하는지 물어봐도 될까요?"

"취직하기가 참 어렵네요. 왜 번번이 떨어지는 건지 알 수가 없어요. 백수 신세로 몇 년이 흐르자 자신감을 잃어 더 이상 면접을 볼 엄두조차 나지 않네요."

그는 비록 명문대는 아니었지만 서울에 있는 유서 깊은 대학을 졸업했다. 그런데 대학을 졸업한 지 5년이 지났는데도 백수 신세를 면치 못하고 있었다. 그동안 입사원서를 낸 회사만도 100여 곳이 넘는다고 했다. 그의 입 안을 보면서 내가 느낀 건 거듭된 실패로 인해 좌절했고, 자신의 몸을 제대로 돌보지 않았다는 것이었다. 하지만 의사로서 환자의 사생활까지 간섭할 수는 없었다. 나는 이미 망가진 치아였지만 다시 잘 관리해서 치아 생명을 조금이라도 더 연장해보자고 권했다. 환자 M의 경우 구강관리가 제대로 되지 않았던 것이 잇몸병의 주된 원인이었으며, 거듭된 취업 실패로 인한 스트레스도 잇몸병을 악화시킨 것으로 보였다.

이상하게 들리겠지만 스트레스도 잇몸병의 진행에 큰 역할을 한다. 스트레스는 크게 두 가지로 나뉜다. 긍정적 스트레스와 부정적 스트레스. 긍정적 스트레스는 우리 몸에 적당한 긴장감을 주어 교감신경을 활성화해 자율신경 균형에 도움을 준다. 다시 말해, 시험 준비를 하면서 받는 긴장감처럼 어떤 좋은 결과를 기다리는 스트레스는 지금 당장은 스트레스처럼 느껴질지 모르지만, 그것이 진짜 해결되었을 때는 성취감과 만족감을 주어 우리 몸이 건강한 상태를 유지하게 돕는다. 반대로 해결되지 않으면서 지속적으로 우리 몸에 영향을 주는 스트레스는 부정적 스트레스다. 직장 스트레스, 불면증, 우울증, 심리적 압박이 그렇다. 부정적 스트레스는 우리 몸에 혼란을 주고 병을 만든다.

   스트레스를 받으면 몸이 먼저 반응한다. 가령 엄청난 스트레스를 받는 일이 있다든지 오랫동안 우울한 일들이 계속될 때 그러한 정서 상태가 몸에 전이되어 나타나는 것이다.

**스트레스를 받으면 침샘의 침 분비를 억제시켜 입 안이 마르고 잇몸의 모세혈관을 수축시켜 혈액순환이 나빠진다.
침의 분비가 줄고 잇몸의 혈액순환이 나빠지면
구강세균의 활동이 왕성해진다.**

   이럴 때 구강위생관리가 제대로 안 되면 잇몸병이 생기기 쉽고, 이미 잇몸병이 있었다면 더 빨리 악화된다. 스트레스가 질병의 직접적인 원인이라기보다는 증상을 더 악화시키는 원인 제공자의 역할을 한다고 할 수 있다.

더러운 연못이나 오염된 호수의 물을 마시면 생명이 위협받을 수 있는 병에 걸린다는 사실을 우리는 잘 알고 있다. **하지만 분노, 화, 두려움 등에 사로잡히거나 잠을 충분히 자지 못하는 것이 오염된 물을 마시는 것만큼 위험하다는 사실을 아는 사람은 극소수다. 우리가 느끼는 분노, 화, 두려움은 더러운 물속의 세균들처럼 우리를 죽음에 빠뜨릴 수 있다. 다만 시간이 더 오래 걸릴 뿐이다.**

스트레스를 받고 있는 환자가 진료실로 들어오면 환자가 내쏘는 부정적인 주파수로 인해 방 안 분위기가 달라진다. 어떤 환자는 진료 내내 초조하고 화가 난 얼굴을 하고 있고, 어떤 환자는 찡그린 얼굴을 유지한다. 증세를 얘기할 때에는 강박적인 낱말들을 사용한다. 그리고 공통적으로 이 말을 내뱉는다.

"너무 바쁩니다!"
아파서 병원까지 찾아와서는 기다리는 시간이
길어지거나 치료 혹은 검사 시간이 오래 걸린다는
이야기를 들으면 진료실을 나가버린다.
그런 환자들의 앞날은 뻔하다. 다시 시간을 내서
병원을 찾고, 또 다시 바쁘다면서 떠날 것이다.

1950년대 말 심장병 전문의인 프리드먼과 로즈번은 스트레스를 받고 있는 심장병 환자들이 특징적인 행동양식을 보인다는 사실을 발견했다. 그들에 따르면 심장병 환자들은 시간이 부족하다고 생각하며 인내심 없이 조급한 행동을 나타냈고, 경쟁심이나 사회적 야심과 같은 투쟁적 태도를 보였으며, 분노나 공격성과 같이 타인과 불협화음을 내는 행동학적 특징을 나타냈다.

스트레스는 우리 몸의 소화 흡수 기능을 방해하고 면역 체계를 혼란에 빠뜨린다. 이렇게 되면 면역세포에 이상이 생길 뿐만 아니라 호르몬의 불균형, 대사장애까지 일어나기 때문에 스트레스를 받지 않기 위해 노력하는 것이 특히 중요하다. 물론 스트레스가 건강에 해롭다는 것을 알면서도 스트레스로부터 벗어나기란 쉽지 않다. 건강을 지키는 가장 좋은 방법은 스트레스를 받지 않는 것이지만, 만약 그럴 수 없는 상황이라면 건강을 위해 무언가를 보충해 주어야 한다. 치아의 건강을 위해 필요한 것이 바로 올바른 구강관리 습관이다.

흡연도 잇몸 건강에 영향을 준다. 니코틴은 우리 몸에 좋지 않는 영향을 미칠 뿐만 아니라 잇몸에도 영향을 미친다. 니코틴은 치은의 혈관을 수축시켜 잇몸으로 가는 영양공급을 막아 잇몸에 염증이 생겼을 때 오히려 잇몸질환을 악화시킬 수 있다.

아무 병에도 걸리지 않고 평생 건강하게 살면 좋겠지만, 아쉽게도 한번 손상된 치아는 빠른 시간 내에 회복시키지 않으면 원래의 모습대로 백퍼센트 재생될 수 없다.

"바꿀 수 없는 일에 투자하지 말고, 바꿀 수 있는 일에 투자하자"

는 말처럼, 내가 살고 있는 환경을 바꿀 수 없다면 잇몸 건강을 위해서 금연하고 내 입 안에 쌓이는 치태를 그날그날 제거해서 건강한 치아를 유지하는 것이 좋다. 그날 치태를 제거하지 못하면 칫솔로 제거되지 않는 치석이 된다. 치석이 되면 치과의사의 도움을 받아야 한다.

**왕을 뜻하는 임금이라는 말은
'잇금'이라는 우리말에서 비롯되었다고 한다.
신라에서는 임금을 이사금이라 했다.
이 역시 '잇금'을 한문으로 쓴 것이다.
잇금은 치아의 수를 말한다.**

신라의 유리왕은 부친 남해왕이 죽자 자기가 당연히 왕위를 계승해야 함에도 불구하고 매형인 탈해에게 한사코 왕위를 양보한다. 그래서 탈해는 유리 태자를 설득하기 위해 떡을 물어 잇금이 많은 사람이 왕위에 오르자고 제안했다. 당시 신라에서는 지혜로운 사람은 치아 개수가 많다고 믿었기 때문이다. 유리 태자와 탈해는 서로 떡을 물어 잇금을 비교해 보았다. 그 결과 유리 태자가 잇금이 더 많아서 먼저 왕위에 오르고 그 뒤에 탈해가 왕위를 잇게 되었다. 이런 까닭에 왕의 호칭이 이사금(잇금)이 되었다고『삼국사기』와『삼국유사』는 전한다. 치아의 개수로 임금을 결정한 것을 보면 그 당시 건강한 치아를 가진 사람이 드물었다는 걸 짐작할 수 있다.

　방글라데시, 캄보디아 등 의료 후진국으로 해외의료봉사를 가면 그곳 사람들 대부분이 군데군데 치아가 빠져 있는 걸 알 수 있다. 성한 사람을 찾기가 힘들 정도다. 게다가 이들의 남아 있는 치아에도 문제가 있었다. 이들은 치아가 흔들리고 아프면 자신들이 직접 뽑았다. 사실 잇몸병으로 치아가 흔들릴 경우 혼자서 뽑아내는 것은 어렵지 않다. 요즘에도 치과를 가지 않고 집에서 흔들리는 치아를 직접 뽑는 사람들이 종종 있다. 문화적으로 낙후되어 있는 지역의 사람들은 나뭇잎으로 치아를 닦거나 소금을 손에 묻혀 치아를 닦곤 하는데, 이 방법으로는 치태가 제대로 제거되지 않는다. 결국 잇몸병이 생길 수밖에 없다. 그래서 이런 나라로 치과 의료 봉사를 갈 때는 칫솔, 치간 칫솔, 치실을 보따리 장사꾼처럼 들고 가 무료로 나누어주곤 한다.

　삼국시대 때 사람들이 처한 상황도 이와 비슷했을 거라고 추측된다. 그래서 치아를 멀쩡히 유지하는 것만으로도 지도자가 될 수 있었던 것이다. 치아가 빠지면 회복할 수 있는 방법이 없었던 당시에 치아의 숫자가 많다는 것은 잘 먹고 건강하다는 것을 의미하고, 건강해서 일을 잘할 수 있었고, 일을 잘하니 지혜롭다고 생각했을 것이다.

　이렇듯 건강과 지혜의 상징인 건강한 치아를 평생 잘 유지하여 임플란트를 하지 않는 사람들이 많기를 나는 소망한다.

에필로그

세상 모든 사람들이
건강한 임플란트를 가지길 바라며

　내가 '잇몸을 절개하지 않고 임플란트를 심자'라고 결심한 건 10년 전이다. 그때까지는 나 역시 다른 치과의사와 마찬가지로 '잇몸을 절개하고 임플란트를 심어야 한다'는 고정관념에 사로잡혀 있었다. 그러던 어느 날, 대구에 살고 있는 내 막냇동생으로부터 전화를 받았다.
　"형님, 빠진 아래 어금니 부위에 임플란트를 하고 싶은데 원주 가면 해줄 수 있어요?"
　"그래, 시간될 때 한번 와라."
　그리고 며칠 후 동생이 치과에 왔다. 그 당시 치료법으로는 임플란트를 심고 치료를 마치는 데 적어도 치과를 일곱 번은 방문해야 했다. '공짜라면 양잿물도 마신다'라더니 동생은 공짜 임플란트를 위해서라면 일곱 번이라도 대구에서 원주까지 오겠단다. 또한 대학교수인 자기 형이 심어 주는데 최고로 좋은 임플란트를 해주지 않을까 내심 기대했을 것이다. 그러나 그 당시는 내가 심었던 임플란트가 가끔 문제를 일으켜 이런 저런 고민에 휩싸여 있을 때였다. 임플란트를 심고 초기에 실패한 경우도 있었고, 임플란트 주위에 잇몸병이 발생하기도 했다.

의사들은 결과가 좋지 않으면 환자 탓으로 돌리는 경향이 있다. "그 환자는 특별히 어려운 환자였어.", "잇몸뼈가 좋지 않았어.", "당뇨로 전신건강이 좋지 않았어.", "흡연을 했지." 온갖 이유가 나온다. 그러나 나는 환자 탓이 아니라 오로지 내 실력 탓에 임플란트가 실패한 거라 생각했다. 대체 어디가 잘못된 걸까 하고 나는 곰곰이 생각했다. 하지만 도무지 그 원인을 알 수 없었다. 그때 내가 심어줄 임플란트가 주위 잇몸에 염증을 일으켜 임플란트를 빼도 박도 못해 고민하는 처지가 될 수도 있는 상황이었는데, 동생이 찾아온 것이었다.

30대 후반이었던 동생의 턱뼈는 넓고 편평했다. 간단히 심을 수 있는 조건이었다. 그날 나는 처음으로 잇몸을 절개하지 않고 임플란트를 심었다. 42킬로미터 마라톤을 달리는 사람은 10킬로미터의 거리를 쉽게 뛰듯이, 처음으로 시도한 잇몸 절개 없이 심은 임플란트였음에도 10분 만에 마칠 수 있었다. 잇몸을 절개하고 심는 기존 임플란트 수술과는 비교할 수 없는 간단한 수술이었다.

치료를 마치자마자 동생은 대구로 내려갔고, 나는 동생보다 임플란트가 걱정되어 거의 매일 전화로 안부를 물었다. 아프지 않은지, 잇몸은 붓지 않았는지, 임플란트가 흔들리지는 않는지, 불편함은 없는지 등을 꼬치꼬치 캐물었다. 그러나 동생의 반응은 이전에 잇몸을 절개하고 심었던 환자들과는 달리 너무도 편안했다. 이전의 환자들이 붓고 아프고 멍들고 힘들어한 것에 비해 동생은 전혀 그런 증상이 없었다. 그 후 동생을 만날 때마다 나는 임플란트를 검사했는데, 그 임플란트는 그때까지 내가 심었던 임플란트 중에서 최고로 건강했다. 이후 기회가 되어 다른 환자에서도 시도했는데 동일한 결과가 나왔다. 앞에서도 이야기했지만, 그 이후부터 나는 잇몸을 절개하지 않고 심는 임플란트에 대한 동물실험에 착수하게 되었다.

잇몸을 절개하지 않는 수술법에 확신을 갖는 데 결정적인 역할을 한 건 "잇몸을 절개하고 임플란트를 심으면 잇몸 혈류 공급이 놀랄 정도로 감소한다"는 연구 결과였다. 충격적인 결과였다. 잇몸을 절개하지 않는 임플란트 수술법과 잇몸을 절개하는 수술법을 비교했을 때, 잇몸을 절개하는 수술법이 잇몸의 혈류를 거의 두 배나 감소시킨 것이었다.

임플란트 시술 환자 5명 중 1명꼴로 임플란트 주위에 잇몸병(임플란트 주위염)이 발생해 임플란트를 빼지도, 그렇다고 새로 심지도 못해 고민하는 사람들이 많다. 우리 몸은 어느 부위, 어느 조직이든 충분한 혈액을 공급받아야 건강을 유지할 수 있다. 혈류 공급이 원활해야 손상된 곳이 회복된다. 그런데 혈액 순환에 문제가 생기면 염증 반응이 일어나고, 심한 경우 조직이 파괴되기도 한다. 임플란트에 있어서도 예외가 아니다. 임플란트 주위 잇몸병의 원인에는 여러 가지가 있지만 그중 하나가 잇몸을 절개한 경우 발생하는 혈류 공급의 감소라고 나는 생각했다.

나는 후속 연구를 통해 혈류 감소가 임플란트에 어떤 영향을 미치는지를 관찰했다. 혈류가 감소된 임플란트는 잇몸병이 더 잘 생기고 잇몸뼈도 더 소실되었다. 나는 이러한 실험을 통해서 잇몸을 절개하지 않고 심은 임플란트가 더 많은 혈관을 갖게 되고 따라서 더 많은 혈류 공급을 받아 더 건강한 잇몸 상태를 유지한다는 것을 발견했다. 잇몸의 건강은 혈액순환에 달려 있었던 것이다. 이 실험 이후 나는 잇몸을 절개하지 않고 임플란트 심는 수술 방법에 완전한 확신을 갖게 되었다.

〈채근담(採根譚)〉에 이런 구절이 나온다.

"남을 이롭게 함은 바로 나를 이롭게 하는 바탕이다."

치과대학을 졸업한 지도 30여 년, 여러 길을 돌아 이곳까지 왔다. 그 길 중에 가장 큰 길은 잇몸을 절개하지 않고 심는 임플란트에 대해 고민하며 보낸 시간들이었다.

"환자들에게 어떻게 하면 제대로 임플란트를 심을 수 있을까?", "어떻게 하면 환자들이 편하게 임플란트를 심을 수 있을까?", "어떻게 하면 환자들이 임플란트를 편하고 오래 사용할 수 있을까?"

환자를 위한 이러한 고민들은 나를 이롭게 하는 바탕이 되었다. 내가 임플란트를 편하게 심을 수 있게 되었고, 임플란트를 심은 환자를 대할 때 내가 편하게 되었다. 내가 심은 임플란트 문제로 인해 골치 아플 일이 사라졌기 때문이었다. 내가 가졌던 고민들은 또한 세상 모든 임플란트를 심는 치과의사들의 고민이었다. 이런 고민들이 하나씩 풀리면서, 세상 모든 임플란트 환자들의 고민도 풀어지게 된 셈이다.

인생은 선택이라는 말이 있다. 살아가면서 언제나 끊임없는 선택을 해야 하기 때문이다. 마찬가지로 임플란트를 하고자 하는 환자들과 임플란트를 심는 치과의사들에게 있어서 어떤 임플란트 치료를 선택할까 하는 문제는 힘든 일일 수 있다. 이러한 선택의 기로에서 고민하는 환자들과 치과의사들에게 이 책이 임플란트에 대한 올바른 방향을 알려주는 길잡이가 되길 간절히 바란다. 10년이 지난 지금도 잇몸을 절개하지 않고 심은 첫 번째 환자인 내 동생은 여전히 "형님 덕분에 잘 먹고 잘 삽니다"가 입버릇이다. 독자 여러분도 건강한 임플란트를 가지길 바라는 마음을 담아, 이 책을 마무리하고자 한다.